AF297057

ANÉVRYSMES DE L'AORTE

PAR

H. HUCHARD

DE L'ACADÉMIE DE MÉDECINE

MÉDECIN DE L'HOPITAL NECKER

Extrait du **Traité des Maladies du Cœur et de l'Aorte**

(3e édition, 1899 ; tome II)

PARIS

OCTAVE DOIN, ÉDITEUR

8, PLACE DE L'ODÉON, 8

1899

XXV

ANÉVRYSMES DE L'AORTE

Etiologie. Pathogénie. — Anatomie pathologique.

Historique. — Dès l'antiquité, depuis Galien, les médecins grecs et arabes, Aétius, Oribase, Paul d'Egine, Avicenne, Albucasis, avaient signalé les anévrysmes externes qui, d'après eux, consistaient le plus souvent dans la blessure d'une artère et l'épanchement de sang hors du vaisseau.

Il faut arriver à Fernel, au xvi⁵ siècle (1554), pour avoir une réelle allusion à l'existence des anévrysmes internes que cet auteur attribuait toujours à la seule dilatation des tuniques artérielles : « Il se forme quelquefois un anévrysme dans les artères intérieures, principalement dans la poitrine, aux environs de la rate et du mésentère, là où souvent l'on remarque des pulsations violentes. » Mais, ainsi que le fait remarquer Morgagni, « toutes les pulsations, quoique violentes, » ne dépendent pas d'un anévrysme. Cependant, il est juste d'ajouter que, d'après Fernel, ces palpitations étaient assez fortes « pour briser les côtes ».

Dans les œuvres d'Ambroise Paré, un contemporain de Fernel (1517-1590), on trouve un passage important qui n'est jamais cité, et que nous allons reproduire textuellement, en conservant l'idiome du temps :

« Les aneurismes qui viennent aux parties intérieures sont incurables et adviennent souvent à ceux qui ont eu la vérolle... Ce que j'ai veu au corps mort d'un nommé Belanger, lequel avait un aneurisme à l'artère veineuse dont il mourut promptement en ioüant à la paulme, parce que le dit vaisseau se creva. Ie l'anatomisay et trouvay une grande quantité de sang espandu dedans le thorax, et le corps de l'artère dilaté jusque à y mettre le poing, et sa tunique interne toute osseuse... Pendant que ledit Belanger vivait, avait un très grand battement de toutes les artères et disait sentir une extrême chaleur par tout le corps, et souvent tombait en défaillance de cœur. »

Malgaigne, le commentateur d'Ambroise Paré, rappelle que cette observation a été interprétée de différentes manières. Haller y a vu un anévrysme d'une veine pulmonaire. Laennec la regarde comme un exemple de « dilatation considérable de l'artère pulmonaire », et Malgaigne a une tendance à partager cette opinion. D'après nous, ce malade, qui « avait un très grand battement de toutes les artères », qui tombait souvent « en défaillance de cœur » et chez lequel on trouva « le corps de l'artère dilaté jusqu'à y mettre le poing avec sa tunique interne toute osseuse », était atteint d'un anévrysme de l'aorte avec aortite chronique, peut-être insuffisance aortique et symptômes angineux.

Vers la même époque (1557), A. Vésale fit le premier diagnostic vérifié à l'autopsie, d'un anévrysme de l'aorte thoracique descendante, d'origine traumatique, dont la tumeur pulsatile s'était manifestée à l'épine dorsale. Après lui, Baillou (1575) a décrit un anévrysme de l'aorte abdominale. Plus tard (1595), Sylvaticus garde le silence sur les anévrysmes de l'aorte, Riolan (1658) va jusqu'à dire que ceux-ci s'observent rarement sur ce gros tronc artériel « en raison de l'épaisseur de ses tuniques », et Elsner (1670) publie la relation d'un anévrysme de l'aorte observé par Riva, sous le titre *de paradoxico aneurismate aortæ*, comme étant une chose extraordinaire.

A partir de cette époque, au xviiie siècle, les faits se multiplient avec Lieutaud, avec Sénac (1749) qui déjà signale quelques symptômes et compressions d'organes [1], avec Malpighi, avec Valsalva et Albertini qui instituent leur traitement par la diète et les saignées répétées, surtout avec Morgagni (1760), dont cinq chapitres (17e à 21e lettre) renferment beaucoup d'observations importantes. Ce dernier auteur fait la remarque, que les anévrysmes de l'aorte sont fréquents chez les postillons, chez les courriers, chez tous ceux qui sont presque continuellement à cheval ; il rappelle à ce sujet que Boerhaave a vu l'aorte ossifiée sur « les cerfs qui se sont exercés à la course très longtemps et très souvent, non sur ceux qui se nourrissent tranquillement dans les parcs » ; il rapporte que Lancisi, sur cent anévrysmes, en avait vu plus de cinquante développés sur « des goulus et sur des ivrognes » ; il cite encore Lancisi, Marc-Aurèle et Plancus comme les premiers auteurs ayant publié des observations d'anévrysmes syphilitiques. Il divise enfin les anévrysmes : en « ceux qui sont formés d'une égale dilatation du vaisseau dans tous les

---

[1] Sénac s'exprime ainsi : « Que l'aorte se dilate à sa naissance, elle doit gêner extrêmement l'artère pulmonaire et sa branche droite. Voilà donc le sang qui sortira difficilement du ventricule droit, tandis que le principe du mal est dans la grande artère. » — Parlant encore des anévrysmes, il dit avoir vu un homme atteint de violentes palpitations « à gauche surtout sous les côtes », accompagnées de douleurs extrêmement vives. La cause de ces accidents était dans la crosse de l'aorte, et ce vaisseau depuis son origine jusqu'au diaphragme « était plus gros que la tête ».

sens, et en ceux qui croissent comme un sac sur un côté du vaisseau ».

Dans la première moitié du xixᵉ siècle, les anévrysmes aortiques sont étudiés : par Scarpa (1804) qui, après Fabrice de Hilden et Sennert (1560-1650), et contrairement à Fernel les attribuant à la simple dilatation des tuniques artérielles, affirme que toujours ils sont le résultat d'une lésion des tuniques internes ; par Corvisart (1806) qui cherche à en établir la symptomatologie ; par Burns (1809), Hogdson (1815) qui en étudiant les modes de guérison spontanée des anévrysmes, indique « la manière d'aider la nature dans ses méthodes curatives » ; par Laennec (1819) dont les recherches anatomo-pathologiques et cliniques sur cette affection sont toujours à citer ; par Bouillaud qui met si bien à profit la découverte de l'auscultation (1823) ; par Thurnam (1840) donnant pour la première fois une description magistrale des anévrysmes artério-veineux de l'aorte ; par Cruveilhier (1849), puis Lebert et Rokitansky (1852) au point de vue de l'anatomie-pathologique ; par Greene (1836), Gendrin et Bellingham (1844-48), surtout par Stokes (1854) au point de vue clinique. Enfin, le traité de Broca en 1856, fait époque dans la science, surtout au point de vue chirurgical.

Ici s'arrête l'historique, les diverses études des auteurs contemporains devant être mentionnées dans la description des anévrysmes aortiques.

Etiologie.

D'après toutes les statistiques, d'après celle de Crisp qui a recueilli 551 cas d'anévrysmes publiés dans son pays de 1785 à 1847, les anévrysmes aortiques sont dans le rapport de plus de 42 p. 100 ; ceux de la poplitée, 25 p. 100 ; des artères fémorales, 11 p. 100 ; de la carotide, 5 p. 100 ; de la sous-clavière gauche 4 p. 100 ; du tronc brachio-céphalique et de la sous-clavière droite, 3 à 3 et demi p. 100.

Pour 487 anévrysmes aortiques, il y en a 382 développés sur l'aorte thoracique, 105 sur l'aorte abdominale.

Autre statistique : Pour 395 anévrysmes de l'aorte on compte : 222 à l'aorte ascendante, 75 à la crosse, 30 à la portion thoracique, 68 à l'aorte abdominale.

Donc, de tous les anévrysmes internes ou externes, ce sont ceux de l'aorte que l'on rencontre le plus souvent, et de tous ces anévrysmes, ce sont ceux de l'aorte ascendante et de la crosse qui sont les plus fréquents. Ceci dit et avant de signaler l'étiologie relative à l'âge, au sexe, à l'hérédité, à la race, au traumatisme, étudions les six grandes causes des anévrysmes en général et des anévrysmes de l'aorte en particulier :

syphilis, paludisme, alcoolisme, goutte et rhumatisme, athérome, maladies infectieuses.

1° *Syphilis*. — L'origine syphilitique des anévrysmes est connue depuis Fernel (1554) qui a dit que le « virus vénérien forme des anévrysmes dans les artères », depuis Ambroise Paré qui les a vus survenir « à ceux qui ont eu la vérole ». Ensuite Lancisi, dans son Traité *de motu cordis et aneurismatibus*, 1740, a rapporté deux cas semblables de tumeurs anévrysmales de la sous-clavière droite et de la sous-clavière gauche. Il avait été précédé par Marc-Aurèle Séverin (1724) ayant observé deux autres faits, et au dire de Morgagni, par Plancus qui avait vu « l'aorte intérieurement comme ulcéreuse, corrodée, remplie de différentes pustules, et observé cela sur différents cadavres, principalement sur des sujets qui eurent la syphilis et qui furent disposés à l'anévrysme de l'aorte ou à l'hydropisie de la poitrine ».

Au commencement de ce siècle, Scarpa, en réponse à ceux qui attribuaient aux anévrysmes une origine syphilitique, affirme qu'on « n'a jamais su faire rétrograder un anévrysme commençant, par un traitement mercuriel », ce qui est un argument de nulle valeur, comme nous le verrons plus tard. Puis, cette étiologie est encore contestée ou mise en doute par plusieurs auteurs : par Guthrie et Nélaton ; par Broca qui la range parmi les hypothèses ; par Le Fort qui dit que cette opinion n'a pas l'appui de raisons probantes ; par Richet qui la regarde comme problématique. Porter (de Dublin, 1840) réédite une opinion émise déjà avant Scarpa et affirme que c'est le mercure qui expose aux ruptures vasculaires. Marjolin et Bérard font justice de cette opinion, ils finissent par admettre que le « virus syphilitique exerce directement son action sur les membranes des artères, qu'il les ramollit, les rend friables, y produit des ulcères, et que ces diverses altérations sont nécessairement suivies de dilatations anévrysmales ».

Bientôt, avec l'artérite syphilitique dont nous avons fait l'histoire (t. I, p. 198), les anévrysmes de cette nature ne font plus de doute, et les noms de Ricord (1845), Dittrich (1849), Gildemeister et Hayack (1854), Steenberg (1861), Lancereaux (1862), Wilks (1863), Russell et Welch (1870), Nalty (1879), Davidson, Vallin (1879), sont attachés à la connaissance de ces faits. Sur 114 soldats autopsiés, Davidson trouve 22 lésions athéromateuses, et sur ces 22 sujets, 17 avaient eu la syphilis ; sur les 78 sujets non syphilitiques, il n'y avait que 4 athéromateux. D'après Welch, sur 117 cas de lésions aortiques diverses, la syphilis est représentée dans la proportion de 46, 1 ; et cet auteur arrivait quelques années plus tard (1875) à cette conclusion, que la moitié des anévrysmes aortiques reconnaissait pour cause, la syphilis. Malmsten (de Stockholm,

1888) a été plus loin, puisqu'il aurait retrouvé les antécédents spécifiques dans 80 p. 100 des cas d'anévrysmes de l'aorte. C'est là sans doute une exagération, mais il n'est pas moins démontré que dans bon nombre de cas, les anévrysmes divers, ceux de l'aorte en particulier, sont de provenance syphilitique.

Cette question a été de nouveau élucidée par Verdié dans sa thèse inaugurale (1884), en dernier lieu par Etienne (*Ann. de dermat.*, 1897). Ce dernier auteur, sur 240 anévrysmes, trouve la syphilis notée 166 fois dans les antécédents des malades et les stigmates syphilitiques n'ont été signalés que 24 fois. Voici les autres proportions établies par d'autres auteurs : Thibierge, 50 p. 100 ; Frankel 47 p. 100 ; Heiberg, 42 p. 100 ; Malmsten, 80 p. 100. Ce dernier chiffre doit être exagéré, nous le répétons ; mais d'après ces statistiques, on serait presque en droit d'admettre que la syphilis est dans presque la moitié des cas, la cause des anévrysmes externes ou internes. Ceux-ci surviennent exceptionnellement dans les cinq premières années de l'infection, très rarement après la vingt-cinquième année, assez fréquemment entre la dixième et vingtième année.

On comprend difficilement que quelques auteurs s'obstinent encore aujourd'hui à nier toute relation entre la syphilis et la production des anévrysmes. Pour admettre cette relation, il ne suffit pas, sans doute, de noter simplement les antécédents spécifiques chez les malades ; mais on trouve souvent, en même temps que la dilatation anévrysmale, des manifestations syphilitiques : gommes et orchite syphilitique, perforations du voile du palais, de la cloison du nez ; périostoses du tibia, de la clavicule, de l'orbite, du crâne ; lésions du foie, du testicule, du poumon. D'autre part, ces anévrysmes s'observent à un âge peu avancé, entre 40 et 17 ans. Thibierge, qui a cité un cas chez une jeune fille de 17 ans, fait remarquer judicieusement l'âge des malades dont les observations ont été publiées : 36 ans (B. Bramwell, Durand, Barbe) ; 34 ans (Finny) ; 31 ans (Kidd) ; 29 ans (Laveran) ; 25 ans (Abbe) ; 19 ans (Tuffnell). Enfin, Sanné a réuni les observations de trois enfants âgés de moins de 13 ans et atteints d'anévrysmes aortiques[1]. D'autre part, sur une trentaine d'anévrysmes de l'aorte que j'ai pu suivre, j'ai noté treize fois des antécédents syphilitiques. Suis-je donc tombé sur une « série » favorable et fortuite ? Sur plus de 150 cas cas d'aortites subaiguës ou chroniques avec ou sans rétrécissement et insuffisance aortique, j'ai encore noté soixante-deux fois des antécédents syphilitiques. Est-ce encore une série du même genre ?...

[1] THIBIERGE. *Soc. clin. de Paris*, 1880, et *Gaz. des hôpitaux*, 1889.

L'histoire clinique des malades qu'il est toujours utile d'interroger, sert encore de démonstration. Un homme de 51 ans environ, atteint d'un chancre induré dix-huit ans auparavant, présente une aortite chronique avec dilatation du vaisseau et insuffisance aortique des plus nettes, de l'albuminurie et du diabète, deux petites dilatations anévrysmales symétriques des artères cubitales vers leur terminaison. Peut-on nier l'origine syphilitique de tous ces accidents ou refuser cette origine seulement aux manifestations artérielles? — Voici encore un autre cas que je viens d'observer : c'est un homme de 55 ans atteint de syphilis grave depuis 15 années : il y a trois ans environ, symptômes cérébraux caractérisés par de l'aphasie et une légère hémiplégie droite transitoires; aujourd'hui (avril 1899), début d'aortite et gros anévrysme de l'aorte abdominale au niveau de sa bifurcation, ou peut-être de l'artère iliaque primitive gauche. Dans les antécédents soigneusement recueillis, on ne trouve que la syphilis.

Il n'est pas jusqu'à l'anatomie pathologique qui ne vienne démontrer la réalité de cette étiologie; non pas que nous voulions revenir sur ces disputes inutiles entre anatomo-pathologistes, les uns admettant la périartérite, les autres l'endartérite comme point de départ des lésions artérielles de la syphilis. Nous n'en sommes plus au temps où l'on cherche, dans une sorte de topographie histologique toujours invariable, la marque et comme l'estampille d'une maladie. L'artérite syphilitique est une artérite *circonscrite* et non diffuse ; elle peut devenir une *mésartérite* avec dissociation et atrophie des éléments contractiles et élastiques de la tunique moyenne, deux conditions favorables pour la production des ectasies vasculaires; et quand même cette lésion artérielle ne serait constituée que par une endartérite nodulaire et oblitérante, elle deviendrait toujours une cause d'appel pour les agents infectieux qui viendraient s'y fixer par la suite. Tous les syphilitiques ne sont pas anévrysmatiques, et il est probable qu'ils ne le deviennent qu'à la faveur des maladies infectieuses qui trouvent ainsi le terrain tout préparé. Nous verrons plus loin combien cette pathogénie mérite d'être prise en sérieuse considération.

Ces anévrysmes sont souvent multiples, et c'est ainsi que sur 240 ectasies artérielles, on en trouve 31 multiples, dont 24 syphilitiques. Exemples : plus de 30 petits anévrysmes sur les divisions des artères mésentériques chez un malade atteint probablement de tabes hérédo-syphilitique (Rokitansky) ; plus de 30 petits anévrysmes gros comme une tête d'épingle sur le péricarde (Balzer). D'autres fois, les anévrysmes plus volumineux sont moins nombreux : 8 ou 9 anévrysmes gros comme un pois ou une aveline sur un espace de 4 centimètres à l'origine de l'aorte (anévrysmes cupuliformes constatés par Jonas, 1895); 4 chez le même sujet, observés par Vallin (1879); 3 anévrysmes constatés par Orlebar (1879), l'un au-dessus des sigmoïdes, l'autre au-dessus de la sigmoïde postérieure, le troisième au-dessous du tronc brachio-céphalique ; 3 dans une observation de Malécot en 1883, à l'origine de l'aorte, à la crosse et sous le diaphragme ; 2, l'un au tronc basilaire, l'autre sur l'artère cérébrale moyenne (Russell, 1870); 2 à l'artère innominée, à l'aorte. D'autres exemples pourraient être encore cités, mais ceux qui viennent d'être rapportés sont suffisants pour démontrer que peut-être les anévrysmes syphilitiques sont presque aussi fréquents[1] que ceux des artères cérébrales, leur lieu d'élection presque habituel.

On a prétendu que les anévrysmes de l'aorte affectent plus particulièrement sa paroi postérieure. C'est là une opinion dont la démonstration n'est pas encore nettement établie. Mais, ils sont souvent symétriques.

Autrefois, lorsque l'on constatait ainsi sur le même sujet des tumeurs anévrysmales multiples, ou plus ou moins nombreuses, on expliquait ce fait par une sorte de *diathèse anévrysmale*, « qui ne saurait être révoquée en doute, » disait Broca en 1856, et que Luton admettait encore en 1865, tout en avouant qu'il en ignorait la cause et les caractères anatomiques. Il serait imprudent, sans doute, de conclure toujours de la multiplicité des tumeurs anévrysmales à leur origine syphilitique ; mais, il est probable que, pour bon nombre d'entre eux, cette étiologie pourrait être invoquée. Bornons-nous à rappeler les observations : de Donald Monro en 1771 (deux anévrysmes sur le tronc fémoro-poplité gauche et quatre sur les artères du membre abdominal droit) ; de Manec en 1827 (30 anévrysmes observés sur un vieillard) ; de Pelletan au commencement du siècle (63 anévrysmes sur le même sujet).

Nous donnons (p. 360) une figure empruntée à Rokitansky et représentant, chez un tabétique, une quantité de petits anévrysmes sur une des artères mésentériques. On en compte plus d'une trentaine sur ce vaisseau et surtout sur ses collatérales. La plupart des artères, à l'exception de l'aorte, de ses principales ramifications primitives et des artères cérébrales étaient ectasiées, littéralement couvertes d'anévrysmes de grandeurs différentes, depuis un grain de millet jusqu'au volume d'une noisette. D'autres artères (coronaires, hépatique, bronchiques, rénales, spermatiques) présentaient des élongations et des transformations analogues : sinueuses, rugueuses, elles s'élargissaient en une série de renflements de volume inégal dont les ouvertures conduisaient à de petits anévrysmes, comme pédiculés. Enfin, quelques-uns, plus gros, se remarquaient près de

---

(1) Sur 26 cas de syphilis, AITKEN a observé 17 fois des anévrysmes de l'aorte (68 p. 100).

la naissance des collatérales avec des orifices à peine visibles, gros comme de petites têtes d'épingle. L'histoire clinique de ce malade est malheureusement très résumée : il s'agissait d'un jeune homme de 23 ans (entré à l'hôpital le 8 novembre 1848 et mort deux mois après), ayant tous les jours dix à vingt selles sanguinolentes. D'autres lésions dont la nature n'est pas indiquée, ont été trouvées dans le foie, le rein et les intestins.

L'anévrysme syphilitique est fonction d'*artérite*, et nous avons étudié déjà les caractères de celle-ci. Mais, toutes les artérites ne donnent

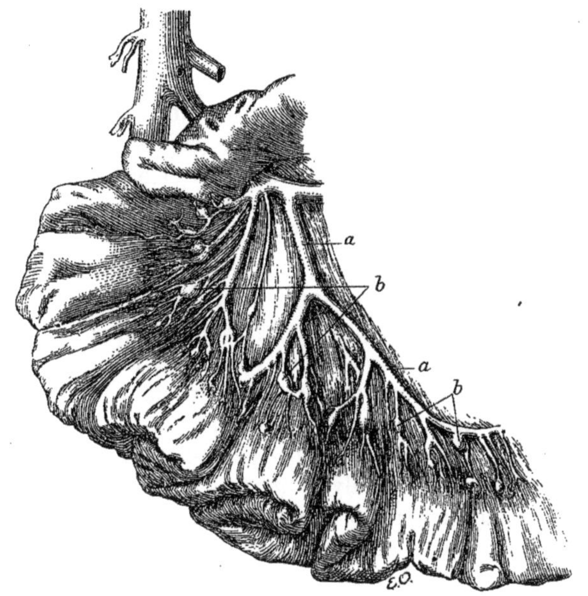

Fig. 122. — Anévrysmes multiples des petites artères chez un tabétique.

a, a, artère mésentérique. — *b, b*, petits anévrysmes (au nombre d'une trentaine) sur toutes les branches de l'artère mésentérique.

pas lieu à la production de tumeurs anévrysmales, et c'est une erreur de répéter avec Niemeyer, que « les dégénérescences de la paroi aortique qui entraînent le plus fréquemment des anévrysmes, sont les terminaisons de l'endartérite généralisée » ; celle-ci, chez un anévrysmatique, peut bien augmenter la tumeur, elle doit en accélérer la marche par suite de l'énorme tension de tout le système artériel, comme nous en avons cité quelques cas, mais elle aboutit rarement à sa production, et tant que la sclérose artérielle reste limitée aux petits vaisseaux, tant qu'elle reste l'*arterio-capillary fibrosis*, il en est ainsi. Donc, l'artériosclérose généralisée ne doit pas être invoquée parmi les causes les plus habituelles des anévrysmes aortiques, mais pour l'altération athéromateuse, une proposition inverse doit être établie.

Ces considérations sont confirmées par une sorte de loi ainsi formulée autrefois (1862) par Lancereaux : « *Les anévrysmes sont d'autant plus fréquents que l'artérite est plus circonscrite.* » C'est ce qui explique pourquoi ils se rencontrent souvent dans les artérites circonscrites de la syphilis, dans l'artérite en plaques du paludisme ; pourquoi ils présentent leur maximum de fréquence de 30 à 50 ans, et non pas plus tard après 50 ans, l'âge ou évolue l'artério-sclérose.

Une dernière question à résoudre : l'inefficacité du traitement spécifique contre les anévrysmes syphilitiques est-elle une raison suffisante pour contester leur origine ? Nullement, et nous avons déjà dit que, si l'iodure et le mercure peuvent guérir les aortites, les artérites syphilitiques, les tumeurs artérielles à leur période *pré-anévrysmatique*, ces médicaments restent souvent sans action sur les anévrysmes syphilitiques une fois constitués, pour les raisons suivantes : l'artérite est à la fois d'origine et de *nature* syphilitique, ce qui explique l'efficacité du traitement ; l'anévrysme peut être d'origine syphilitique, il a perdu ses caractères spécifiques au point de vue anatomique, et il rentre dans la catégorie des manifestations *parasyphilitiques* bien étudiées par Fournier (tabes, paralysie générale, etc.) qui résistent le plus habituellement à la médication. Donc, un traitement hâtif et intensif est indiqué dès que, chez un syphilitique, on constate l'existence d'artérites ectasiantes ou même oblitérantes.

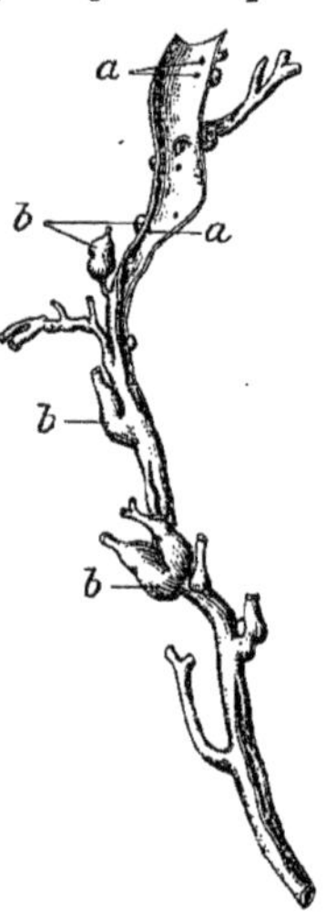

Fig. 123. — Artère mésentérique en partie ouverte.

a, a, ouvertures en petites têtes d'épingle, s'ouvrant dans de très petits anévrysmes. — *b, b,* anévrysmes.

Enfin, une autre question se pose, à peine indiquée ou étudiée de nos jours : on a signalé des anévrysmes chez des enfants (à 10 ans, fait de Breschet), chez le fœtus à tel point qu'il a pu constituer une cause de dystocie (cas de Phœnomenow) ; on voit assez souvent chez des enfants de syphilitiques, des anévrysmes ou l'aortite se développer à l'âge de 25 ou 30 ans, alors que l'étiologie reste muette ; chez un fils de tabétique (donc probablement syphilitique), Rokitansky observe plus de 30 anévrysmes sur les artères mésentériques. Il y a lieu de se demander si l'*hérédo-syphilis* n'est pas capable de produire, plus souvent qu'on l'a cru, des tumeurs anévrysmales. Ce qui nous porte à le croire, c'est que chez deux jeunes gens de 18 à 22 ans, porteurs des stigmates de l'hérédo-syphilis (dents d'Hutchinson, etc.), j'ai constaté l'existence d'une aortite bientôt terminée par la dilatation de l'aorte. Cette question reste sans doute encore en suspens ; cependant, elle semble déjà résolue par l'affirmative, et bon nombre d'aortites constatées dans le jeune âge ou à l'âge adulte, d'anévrysmes de l'aorte ou des artères cérébrales sans cause bien démontrée, comme certaines malformations cardiaques, le rétrécissement mitral dit « pur » ou plutôt congénital, etc., sont les produits de l'hérédo-syphilis. Celle-ci exerce son action sur presque tous les organes, et l'on s'étonne à bon droit que les auteurs aient laissé complètement dans l'ombre les lésions de l'appareil circulatoire.

2° *Paludisme*. — Ici, nous ne possédons pas de statistiques, mais nous avons les enseignements de l'anatomie pathologique et de l'observation clinique. L'anatomie pathologique nous apprend que l'artérite, il est vrai contestée par divers auteurs (t. I, p. 195), est circonscrite et en *plaques ;* donc, elle peut se terminer par la dilatation du vaisseau. L'observation nous apprend que, dix ans et même plus longtemps après une affection malarienne, on ne trouve parfois que celle-ci à invoquer comme cause de la dilatation anévrysmale. Donc, les objections des auteurs qui ont contesté cette étiologie, surtout les médecins qui ont observé aux colonies où règne l'endémie malarique, n'ont pas une grande valeur, puisque l'artérite et l'anévrysme sont des manifestations *tardives* de l'impaludisme.

On a invoqué aussi dans ces cas, l'alcoolisme, la syphilis, les maladies infectieuses diverses qui peuvent, il est vrai, se rencontrer chez les impaludiques. Posée dans ces termes, la question reste sans réponse, quoique nous ayons observé pour notre part, après Lancereaux, des anévrysmes d'origine manifestement palustre. A ce sujet, de nouvelles recherches confirmatives sont encore nécessaires.

3° *Alcoolisme. Régime alimentaire*. — Depuis Lancisi qui, sur cent anévrysmes, en avait vu plus de cinquante « développés sur les goulus et les ivrognes », on a toujours noté l'*alcoolisme* parmi les causes les plus fréquentes. A ce sujet, on a commis une exagération contre laquelle, dès le commencement du siècle, Scarpa s'est judicieusement élevé : « Les artères, dit-il, seraient-elles plus sensibles que tous les autres organes, aux effets qui résultent d'un mauvais choix d'aliments, de l'intempérance, de l'abus des boissons alcooliques, etc. ? Combien de fois, cette maladie n'a-t-elle pas été observée sur les sujets les plus tempérants ? Il n'y a point de doute que, l'anévrysme une fois développé, les excès de régime ne doivent singulièrement accélérer son accroissement ultérieur ; mais, à notre avis, rien ne prouve qu'il suffise de ces abus pour le produire. »

On a observé cette maladie sur « les sujets les plus tempérants », dit

Scarpa. Mais, ces « tempérants » étaient-ils syphilitiques ? D'autre part, ce n'est pas là un argument ; tous les syphilitiques ne sont pas anévrysmatiques, et il en est de même des alcooliques.

De nos jours, Lancereaux a été plus loin, et il a écrit cette affirmation : « L'alcool ne joue aucun rôle dans la genèse des anévrysmes. » Il ne joue aucun rôle, parce que l'alcoolisme, d'après lui, n'aboutit jamais à l'artérite. Nous avons déjà discuté cette opinion (t. I, p. 178) et sans nous arrêter aux affirmations contraires d'un grand nombre d'auteurs, de Köster qui admet l'existence d'une mésartérite alcoolique, nous rappelons que la lésion artérielle de l'éthylisme est plutôt une stéatose qu'une sclérose vraie. Mais alors, la paroi artérielle ne se trouve-t-elle pas ici dans un état de fragilité, de moindre résistance pour toutes les causes diverses et nombreuses, capables de déterminer la dilatation partielle du vaisseau ? Lorsque les alcooliques prennent une maladie infectieuse, et que celle-ci porte son action sur le système artériel devenu un *locus minoris resistentiæ*, ne peut-on expliquer ainsi la fréquence relative, quoique réelle, des anévrysmes chez ces malades ? Telle est notre opinion : il faut regarder l'alcoolisme comme une cause prédisposante et indirecte, non comme une cause occasionnelle.

D'autre part, les excès de régime (et par là il faut entendre les excès de l'alimentation carnée, de viandes faisandées, etc.), en jetant dans l'organisme un grand nombre de toxines alimentaires dont l'action vasoconstrictive ne fait plus aucun doute pour nous, peuvent en augmentant très notablement la tension artérielle, accélérer l'accroissement de la tumeur anévrysmale ; il y a lieu même de se demander si cette hypertension artérielle d'origine alimentaire n'est pas capable de produire la dilatation anévrysmale d'un vaisseau déjà plus ou moins profondément atteint dans ses tuniques internes. Nos observations nous permettent d'affirmer cette pathogénie dont les conséquences thérapeutiques nous paraissent avoir une grande valeur.

4° Goutte, rhumatisme. — Scarpa refusait à la goutte et au rhumatisme toute influence étiologique. Pour le rhumatisme, il n'avait pas absolument tort ; mais pour la goutte, il a été trop affirmatif. La goutte est aux artères ce que le rhumatisme est au cœur, et si l'artérite goutteuse est souvent généralisée, auquel cas elle n'est pas ectasiante, elle peut devenir l'origine de dilatations anévrysmatiques pour deux raisons : d'abord parce qu'elle est parfois circonscrite, et l'aortite goutteuse sans artérite généralisée est loin d'être rare ; ensuite, parce qu'elle se termine souvent par la dégénérescence athéromateuse, d'où la production d'anévrysmes disséquants, sacciformes, cylindroïdes.

L'anévrysme aortique chez les goutteux présente deux particularités importantes : il s'accompagne souvent d'hypertrophie du cœur ou de sclérose cardiaque, tandis que dans la plupart des anévrysmes il y a atrophie cardiaque ; il se complique souvent de néphro-sclérose et coïncide avec l'artério-sclérose, ce qui contribue, en élevant la tension artérielle, à accroître le volume des tumeurs anévrysmales.

5° *Athérome.* — Dans beaucoup d'observations d'anévrysmes, on voit, signalée comme seule cause, la dégénérescence athéromateuse des artères. Mais, cette lésion procède elle-même d'une étiologie un peu complexe, de sorte que, dire qu'un anévrysme est « d'origine athéromateuse », ce n'est pas beaucoup avancer la question. Or, jusqu'ici, nous avons bien démontré que les anévrysmes s'observent chez *quelques* syphilitiques, paludiques, alcooliques ou intempérants, goutteux ou rhumatisants. Pourquoi ne les voit-on pas se développer chez *presque tous* ces malades, comme chez presque tous les athéromateux ? La notion étiologique des maladies infectieuses va nous en donner la raison, et nous espérons démontrer qu'il faut le plus souvent deux choses pour faire un anévrysme : le *terrain* préparé par la syphilis, le paludisme, l'alcoolisme, la goutte ou le rhumatisme, par l'athérome ; la *graine*, c'est-à-dire la maladie infectieuse qui localise, achève et consomme en quelque sorte la dilatation artérielle.

6° *Maladies infectieuses.* — On croirait écrites d'hier les lignes suivantes de J. Franck :

« Les fièvres qui sont susceptibles d'altérer en plusieurs endroits les tuniques vasculaires, peuvent modifier le système artériel de telle sorte que celui-ci devienne dans le même espace de temps, le siège de plusieurs anévrysmes, sans qu'il soit nécessaire d'admettre, pour expliquer ce phénomène, une diathèse anévrysmatique. »

Cependant cette proposition est trop affirmative, et jamais on n'a vu se produire un anévrysme pendant et immédiatement après une maladie infectieuse. Mais, sous l'influence d'un endocardite ulcéreuse par exemple, une embolie, une végétation valvulaire arrêtée dans un vaisseau d'un moyen calibre ou encore au niveau d'une plaque athéromateuse de l'aorte ramollie ou ulcérée peut déterminer ce que l'on a appelé une « artérite embolique ». On avait attribué autrefois aux causes mécaniques un rôle prépondérant dans la production des tumeurs anévrysmales consécutives. La tunique interne végète au contact du corps étranger, disait-on, et « l'artérite embolique a pour conséquence l'oblitération sinon le rétrécissement du canal artériel ou encore la formation d'une tumeur anévrismale »

(Lancereaux). Or, sans rétrécissement, sans sténose appréciable de l'artère, l'anévrysme peut se former, ce qui prouve que l'élément infectieux, que les divers micro-organismes contenus dans l'embolus jouent un rôle prépondérant. C'est ainsi que, non seulement « l'artérite embolique » s'observe dans les vaisseaux de moyen calibre (artères cérébrales, carotides, fémorales), mais encore dans l'aorte elle-même.

Ces anévrysmes présentent parfois un caractère clinique important : ils ont une marche *aiguë* pouvant évoluer rapidement en quelques semaines ou quelques mois. J'ai cité autrefois l'observation d'un malade de 42 ans, porteur depuis plusieurs années d'une aortite chronique goutteuse. Sous l'influence d'une grippe très grave avec pneumonie, j'ai vu en quinze jours naître presque sous les yeux un anévrysme de la crosse aortique qui prit un rapide développement. L'observation suivante présente un grand intérêt :

Un homme de 43 ans, sans antécédents héréditaires personnels (ni rhumatisme, ni syphilis, ni alcoolisme) reçoit en mer (1891), pendant un fort mouvement de roulis, une contusion sans gravité au niveau de la paroi thoracique antérieure gauche. En décembre 1892, il contracte une *grippe* à forme infectieuse qui l'oblige à rester alité pendant trois mois. Durant la convalescence, il ressent pour la première fois quelques douleurs constrictives et irradiées caractéristiques de l'angor pectoris, de la dyspnée, des crises d'étouffement. En avril 1893, il entre à l'hôpital, et l'on ne constate alors aucune tumeur pulsative, mais les douleurs angineuses reprennent une nouvelle intensité jusqu'en décembre 1894, époque à laquelle on constate pour la première fois à deux centimètres en dehors du bord gauche du sternum et au niveau du troisième espace intercostal gauche, l'existence d'une tumeur anévrysmale. Celle-ci s'accroît lentement, progressivement, jusqu'au jour où tout à coup, sous l'influence de vives émotions causées par la mort d'un de ses parents et par de violentes discussions avec les cohéritiers, elle subit un développement rapide. Le 10 mai 1896, la tumeur d'un volume considérable, après avoir fracturé les troisième et quatrième côtes, s'ouvre à l'extérieur, à l'occasion d'un effort violent de toux, et le malade succombe à l'hémorrhagie. A l'autopsie, on trouve un gros anévrysme de l'aorte implanté sur la partie antéro-latérale gauche de l'aorte ascendante. — BOINET (de Marseille), observation résumée ; *Revue de médecine*, 1898.

Voici l'exemple d'un anévrysme spontané de l'artère humérale à évolution rapide par artérite infectieuse aiguë à streptocoques au cours d'une endocardite végétante :

Une femme de 25 ans, sans antécédents héréditaires, a une première attaque de rhumatisme aigu polyarticulaire à l'âge de 22 ans, sans aucune complication d'endocardite ou de péricardite. Il y a cinq mois, nouvelle attaque de rhumatisme articulaire aigu accompagné cette fois, de palpitations violentes et de quelques crises d'étouffement. Pas de syphilis. Elle entre à l'hôpital le 10 mai 1893 pour l'incident suivant : Brusquement, sans raison aucune, il y a huit jours, sensation incessante et pénible de fourmillement dans le membre supérieur droit. Deux jours après, on constate à la partie supérieure et interne du bras l'apparition d'une petite tumeur pulsatile qui prend rapidement le volume d'un œuf de poule, puis en trois semaines le volume d'une petite tête de fœtus. Le 13 juin, cette tumeur s'ouvre à l'extérieur et la malade succombe aux suites de l'hémorrhagie, quelques heures après la ligature de l'axillaire.

A l'autopsie, on constate un anévrysme de l'artère humérale, et l'on trouve sur le bord libre de la valvule mitrale un amas de végétations sessiles du volume d'une noisette ; plusieurs infarctus dans la rate et les reins.

La pathogénie de l'anévrysme a été démontrée par l'examen histologique. Les coupes faites sur les parois de l'artère humérale au-dessus et au niveau du siège de l'ectasie, ont permis de constater, à divers stades de leur évolution, les lésions d'une artérite infectieuse, d'une méso-périartérite avec dissociation des éléments musculaires et élastiques de la tunique moyenne. L'examen bactériologique montra la genèse de cette artérite et l'on trouva sur presque toutes les coupes des amas ou des traînées de cocci, les uns isolés, les autres en chaînettes présentant la réunion des caractères des *streptocoques*, ces microbes étant surtout agglomérés sous l'endartère et dans les couches de la tunique moyenne, d'autres dans la tunique externe. Mêmes micro-organismes dans les infarctus viscéraux. Les végétations endocardiques, par suite d'un accident, ne purent être examinées. — Legendre et Baussenat. Observation résumée ; *Revue de chirurgie*, 1893.

Lorsque les anévrysmes se produisent longtemps après les maladies infectieuses, on invoque l'action lente des toxines microbiennes altérant peu à peu les parois des vaisseaux dans lesquelles elles circulent. Ici, l'action a été rapide en raison de la présence de microbes doués d'une virulence extrême et sécrétant des toxines sur place.

La question des *anévrysmes emboliques* mérite toute l'attention des médecins, et il est certain qu'il y a là un élément de pathogénie très important. Tout d'abord, on n'a eu en vue, que « l'influence des végétations des valvules du cœur sur la production des maladies des artères », avec Jolliff-Tufnell (1853). Puis, on a prononcé le nom « d'artérites emboliques » ayant pour caractères d'être naturellement circonscrites, d'affecter plusieurs artères à la fois, de s'accompagner d'embolies viscérales et d'infarctus, de se montrer au niveau de l'émergence des collatérales, c'est-à-dire des éperons vasculaires où s'arrêtent le plus souvent les caillots migrateurs, de pouvoir s'observer à tout âge et même dans la jeunesse dès l'âge de 12 à 15 ans, comme l'endocardite ulcéreuse elle-même.

On finit par comprendre, que cette artérite peut être tantôt oblitérante, tantôt ectasiante : oblitérante, lorsque le caillot obturateur s'arrête au niveau d'un éperon vasculaire et sur une portion d'artère dont la membrane interne est saine ; ectasiante ou anévrysmatique, quand le caillot s'arrête au contraire au niveau d'une portion d'endartère déjà désorganisée par le ramollissement athéromateux. Il en résulte que l'embole infectieux en contact avec la tunique moyenne détermine plus ou moins rapidement une mésartérite, prélude ordinaire des dilatations anévrysmales.

Cette pathogénie n'a pas été jusqu'ici suffisamment développée. En Angleterre, les artérites et les anévrysmes emboliques ont été indiqués par Jolliff-Tufnell, Ogle, Church, Goodhart, Greenfield, Gowers, et en France par Lancereaux[1]. Quoique la plupart des auteurs n'aient signalé que les anévrysmes des artères moyennes et nullement ceux de l'aorte d'après la pathogénie qui vient d'être exposée, nous croyons utile de résumer quelques-unes de ces observations.

Jeune homme de 25 ans, ayant eu la syphilis en 1852, plusieurs blennorrhagies, deux attaques très violentes de rhumatisme articulaire en 1846 et en 1852. Depuis la dernière attaque, signe d'une affection du cœur (insuffisance aortique). Le 10 février 1853, il se plaint de sentir la « jambe droite lourde, froide et comme morte ». De ce côté, la température est plus basse que celle de la jambe gauche, la couleur en est livide, le pied et la jambe enflés. On constate alors dans les deux tiers inférieurs de l'espace poplité et s'enfonçant entre la tête des jumeaux, une tumeur pulsatile, de forme ovale, d'une dimension égale à celle d'un œuf de poule (tumeur anévrysmale). Un bandage compressif ayant été appliqué, douze jours après, on constate la disparition de la tumeur, mais on sent dans le creux poplité des battements artériels très manifestes. Tous les remèdes furent impuissants pour modifier les symptômes généraux, et le malade mourut le 20 février.

A l'*autopsie*, cœur hypertrophié, ventricule gauche dilaté et augmenté de volume, pointe obtuse et arrondie, petites végétations fibrineuses sur le segment antérieur de la valvule mitrale, sigmoïdes aortiques couvertes de végétations fibrineuses avec ulcération ayant détruit les tuniques interne et moyenne de l'artère. A la dissection de l'artère poplitée, on trouve qu'au-dessous du point où elle donne naissance aux vaisseaux articulaires, elle s'étend en forme de tumeur ovale et aplatie, qu'elle se rétrécit avant de fournir les artères tibiales. Celles-ci sont perméables, mais leurs veines satellites ne le sont plus. Dans l'intérieur de l'artère poplitée on trouvait un

---

(1) JOLLIFF-TUFNELL (*Dublin quaterly journal*, 1853). — OGLE (*Med. Times and Gazette*, 1866). — CHURCH. On the formation of aneurysms and specially intracranial aneurisms in early life (*St Bartholomew's Hospital reports*, 1870). — GOODHART. Cases of aneurism from embolism (*St Barth. hosp. reports*, t. XXVIII). — GREENFIELD, GOWERS. Cerebral aneurysm, associated with endocarditis (*Trans. of the path. soc. of London*, 1878). — LANCEREAUX (*Traité d'anatomie pathologique*, 1879-1881).

noyau fibrineux uni en bas au reste du vaisseau, adhérant lâchement à la tunique interne vers la partie moyenne, et libre en haut.

L'auteur pense qu'il s'agissait simplement d'une « dilatation artérielle ». Elle avait été produite par une masse fibrineuse détachée des valvules aortiques. Il ne pense pas (à tort sans doute) que l'oblitération était due à une artérite, parce que celle-ci ne pouvait s'être limitée dans un point aussi circonscrit. — JOLLIFF-TUFNELL. Obs. résumée. *Dublin quaterly journal*, 1853.

Chez une fille de 20 ans, tuberculeuse, on constate une tumeur grosse comme un œuf de poule, mobile, pulsatile, siégeant à quatre travers de doigt au-dessus de l'ombilic, à gauche à trois centimètres de la ligne blanche (anévrysme de la mésentérique supérieure). Un mois après, on trouve un anévrysme de la fémorale droite, puis la malade a une hématurie (embolie rénale), une hémiplégie droite, et meurt rapidement.

A l'*autopsie*, excroissances de volume variable sur la face supérieure de la valvule mitrale ; infarctus multiples des reins et de la rate ; anévrysme sacciforme de la mésentérique supérieure ; dilatation fusiforme de la fémorale droite, et thrombus à cheval sur un éperon artériel ; un autre thrombus au niveau de la naissance de l'iliaque externe et de l'hypogastrique ; oblitération de la sylvienne gauche par un caillot (ramollissement cérébral dans le territoire de l'artère). Pas d'altération primitive des artères (ni artérite, ni calcification, ni athérome, pour expliquer la formation des anévrysmes. Les embolies parties de la valvule mitrale ont été les agents des irritations secondaires et des dégénérescences vasculaires qui ont abouti à l'anévrysme. — PEL (d'Amsterdam). *Zeitch. f. klin. méd.*, 1887.

Chez une malade âgée de 19 ans atteinte d'endocardite ulcéreuse, rhumatisante avec souffles systoliques aux foyers mitral et aortique, on trouve une tumeur pulsatile à droite de l'ombilic. Hémiplégie alterne, puis hématurie.

A l'*autopsie*, valvules ulcérées, type d'endocardite ulcéreuse et verruqueuse; anévrysmes sur la mésentérique supérieure, sur l'artère rénale à droite; embolies cérébrales. — LAZARUS. Obs. résumée. *Soc. de méd. interne de Berlin*, 1891.

Donc, les maladies infectieuses peuvent produire rapidement à une époque plus ou moins rapprochée de leur début, des artérites circonscrites de même nature, souvent par le processus embolique, avec terminaison par un anévrysme, à *marche aiguë*. D'autres fois, l'anévrysme, encore à évolution rapide, évolue sur une aortite chronique, à la faveur de la maladie infectieuse. Enfin, celle-ci, à une époque souvent très éloignée de son début, plusieurs années après, produit des tumeurs anévrysmales à évolution lente ou subaiguë.

L'étude de toutes ces causes va maintenant nous rendre compte de certaines particularités relatives à l'âge, au sexe, à la race, au climat, au traumatisme, aux émotions, causes banales auxquelles les auteurs ont attribué une trop grande importance.

a. — L'*âge* auquel surviendrait l'anévrysme, est soumis à des règles assez fixes, ainsi que Lisfranc l'a établi :

```
Sur 120 cas, il y a eu : de 25 à 35 ans. . . .  36 anévrysmes spontanés
        —          —         35 à 45 ans. . . .  35      —          —
        —          —         45 à 55 ans. . . .  28      —          —
        —          —         55 à 70 ans. . . .   9      —          —
        —          —         70 à 80 ans. . . .   3      —          —
        —          —         20 à 25 ans. . . .   5      —          —
        —          —         15 à 20 ans. . . .   3      —          —
        —          —         13 ans . . . . . .   1      —          —
```

D'autre part, Lebert indique la fréquence entre 50 et 60 ans. Crisp a recueilli 198 anévrysmes de 30 à 40 ans, et 129 de 40 à 50 ans.

Ces statistiques n'ont qu'une importance relative, la question d'âge est secondaire, puisque la syphilis acquise peut aboutir à la production des anévrysmes dès 20 ou 25 ans, et l'hérédo-syphilis dès la vie fœtale, pendant l'enfance ou l'adolescence ; puisqu'ils peuvent succéder assez promptement à une maladie infectieuse ; puisque les anévrysmes chez les alcooliques et les goutteux surviennent à un âge plus avancé.

Broca a voulu établir la règle suivante : « A mesure que l'homme avance en âge, la disposition des anévrysmes augmente sur les artères sus-diaphragmatiques et diminue sur les artères sous-diaphragmatiques. » Il y aurait donc, d'après lui, des anévrysmes de *force* et de *faiblesse*, ceux-ci se produisant sur les artères qui reçoivent directement le choc des ondées sanguines (crosse de l'aorte et ses branches supérieures)[1]. Les anévrysmes de force surviendraient dans la force de l'âge, après des efforts violents (artères sous-diaphragmatiques).

Il existe, d'après Thoma[2], un anévrysme de « *traction* » de l'aorte infantile qu'il explique de la façon suivante : « Les phénomènes d'involution que subit le système vasculaire après la naissance, peuvent être l'occasion du développement d'anévrysmes. Parfois, c'est un processus infectieux qui en est cause et affaiblit la paroi vasculaire en un point plus vulnérable. Ailleurs, on a affaire à une causalité mécanique dont voici l'explication : l'anévrysme siège sur la concavité de la crosse aortique,

---

[1] A ce sujet, il est utile de rappeler avec Scarpa, que Wintringham a trouvé d'autant moindre la résistance des tuniques de l'aorte que cette artère est plus près du cœur. « Par conséquent, plus une artère est grosse, plus il est facile qu'elle soit rompue dans un effort de distension, quoique l'élasticité soit plus évidente dans une grande artère que dans une petite. » Il existe dans les artères des *points faibles* indiqués dernièrement par Eppinger : à la région des sinus pour l'aorte, au voisinage de la bifurcation pour la carotide primitive où les éléments musculaires et élastiques sont moins développés.

[2] *Virchow's archiv.*, 1892.

au point où doit s'insérer le ligament représentant le vestige du canal de Botal. A la suite d'une cypho-scoliose et du déplacement des viscères thoraciques, l'artère pulmonaire a tendu à se séparer de l'aorte ; le canal de Botal, trop court, a tiré sur cette dernière et l'aorte fixée relativement aux vertèbres par les artères intercostales, s'est laissé dilater par suite de cette traction. » La forme même du conduit de Botal ou de son vestige, l'aspect en entonnoir refoulé du côté de l'artère pulmonaire, montrent que cette déformation est préparée, ou au moins partiellement, par un vice d'involution locale, et que la lésion appartient à l'histoire des anévrysmes de l'aorte infantile.

b. — L'*hérédité* invoquée par quelques auteurs, joue-t-elle un rôle ? Le fait est rare, quoiqu'on ait signalé parfois des anévrysmes chez le père et chez le fils, chez deux frères ; il doit être rapporté à l'aortisme héréditaire, d'autres fois à l'action de l'hérédo-syphilis.

c. — Le *sexe* n'est pas une cause à invoquer, quoique les anévrysmes soient certainement plus fréquents chez l'homme que chez la femme dans le rapport de 10 à 3, d'après Lebert. Mais cette différence s'explique peut-être par l'action de la syphilis, surtout de l'alcoolisme et de la goutte dont la fréquence est plus grande chez l'homme.

d. — La *race* a été aussi invoquée. On a dit que les Anglo-Saxons sont plus prédisposés aux anévrysmes que les autres peuples. Au siècle dernier, Heister (1744) et Morgagni avaient d'autre part signalé leur rareté en Allemagne et en Italie. Mais, au Japon, dans tous les pays où la syphilis est très commune, les anévrysmes aortiques deviennent plus fréquents. En Angleterre, les conditions sociales, la fréquence des affections goutteuses, l'alcoolisme, jouent aussi leur rôle. La race n'a rien à y voir.

e. — Les *climats* exercent une influence plus que douteuse, quoique Hamilton ait accusé un climat chaud et humide avec des oscillations très fortes dans la température.

f. — Les auteurs anciens, Fernel en particulier qui le premier a parlé des anévrysmes internes, pensaient que l'*hypertrophie du cœur* était capable de produire des dilatations anévrysmales sur l'aorte, par suite de la « violence de l'impétus du sang », comme ils disaient. Ils ont pris souvent alors l'effet pour la cause. De là, à invoquer l'action de la *pression artérielle*, des simples *émotions*, il n'y avait qu'un pas, et l'on raconte encore aujourd'hui la fable de deux anévrysmes aortiques se développant subitement chez deux femmes au moment où on prononçait leur sentence à la prison de Brixton (Reedle). Or, les émotions peuvent certainement augmenter rapidement le volume d'un anévrysme préexistant, mais il est impossible qu'elles puissent le faire naître sur des artères saines. Alors, on a invoqué les expériences de Levacheff arrivant à produire sur des chiens une dilatation assez accusée de l'aorte après compression répétée de ce vaisseau. Mais, on peut répondre par les décisives expériences de Quinquaud et Gréhant, que nous avons également mentionnées, démontrant la pression colossale qu'il faut faire subir à une aorte saine pour la rompre. Cette vérité a été exprimée naguère d'une façon générale par Scarpa, quoiqu'il n'ait pas cité d'expériences à l'appui : « Nous ne croyons pas, et rien ne démontre le contraire, que dans l'acte de la circulation, le cœur puisse imprimer au sang, un mouvement tel, que l'effort qui en résulte puisse être supérieur à la résistance destinée à le soutenir. » Enfin, il est utile d'ajouter que, chez les malades atteints d'anévrysme même très volumineux, le cœur est atrophié, loin d'être hypertrophié.

Autrefois, on admettait les ruptures « spontanées » du cœur ou de l'aorte sans altération préalable de ces organes, et aujourd'hui il est prouvé que la chose est impossible. Du reste, si l'hypertension *seule* était capable de produire des dilatations anévrysmales des artères, ne devrait-on pas en observer souvent dans la néphrite interstitielle, maladie d'hypertension par excellence ? Or, rien n'est plus rare. Cependant, nous savons que le rétrécissement congénital de l'aorte peut, en raison de sa longue durée, déterminer en amont une dilatation anévrysmale de la crosse ; mais, celle-ci ne survient qu'à la suite et à la faveur de la production de lésions artérielles. Ce qui cède alors, ce sont d'abord les points faibles du système artériel dont nous avons parlé, à la région des sinus, au voisinage des bifurcations.

g. — Mêmes réflexions pour l'action du *traumatisme* externe, des *professions*. Le plus souvent, le traumatisme (coup de pied de cheval, contusion, etc.) ne détermine l'apparition d'un anévrysme de l'aorte qu'à la faveur d'une lésion préalable de ce vaisseau, et si l'étiologie traumatique est bien démontrée pour les anévrysmes externes, il n'en est pas de même pour ceux que nous étudions. J. Franck aurait observé neuf cas d'anévrysmes de l'aorte chez des blanchisseuses, parce qu'elles sont obligées de tenir le corps courbé en avant. Il aurait encore vu la maladie se développer chez les individus adonnés à la chasse, surtout quand ils mènent une vie sédentaire, de sorte que les transitions brusques du repos à l'exercice devraient être incriminées. En résumé, comme le traumatisme, les professions n'agissent le plus souvent qu'à titre de causes occasionnelles.

Il est suffisant de signaler ces faits, ces interprétations, pour les révoquer en doute. Donc, en dehors des grandes causes que nous avons étudiées, presque toutes les autres sont, ou satellites des premières, ou entachées d'erreurs. La science ne se contente plus de faits ; il faut aussi bien les interpréter.

Pathogénie.

Parmi les causes qui viennent d'être étudiées, les cinq premières (syphilis, paludisme, alcoolisme, goutte, athérome) sont *prédisposantes ;* la dernière seule (maladie infectieuse) est *déterminante*, et nous sommes en mesure maintenant de chercher pourquoi et comment on devient anévrysmatique d'une façon dite « spontanée ». C'est donc la pathogénie que nous allons tenter d'élucider, la pathogénie sans laquelle l'étiologie resterait vaine si celle-ci n'était qu'une simple énumération de faits groupés ensemble.

On a dit, avec juste raison, que l'anévrysme est fonction d'artérite circonscrite, que celle-ci doit être une mésartérite, qu'il n'y a pas d'anévrysme sans lésion de la tunique moyenne à la faveur de laquelle les éléments résistants de l'artère sont désorganisés ou détruits. Anatomiquement, cela est démontré ; mais, quelle est la physiologie pathologique à invoquer ?

Les syphilitiques, les paludiques, les alcooliques et les intempérants, les rhumatisants et les goutteux, les athéromateux, ne deviennent pas tous des anévrysmatiques, et que de fois l'on rencontre des lésions athéromateuses profondes et considérables avec abcès puriformes, disparition presque complète ou décollement de la tunique interne dans certains points, avec un commencement d'altération de la tunique moyenne, cela sans aucune tendance à la dilatation anévrysmale ! Alors, il y a autre chose, il doit y avoir autre chose qu'une lésion anatomique : il y a l'infection surajoutée, et c'est ce que nous allons tâcher de faire comprendre.

Si l'on jette un regard sur le tableau précédent et déjà ancien, établi par Lisfranc à une époque où le rôle des maladies infectieuses était presque inconnu, tableau relatif à l'âge auquel apparaissent d'ordinaire les maladies anévrysmales, voici ce que l'on apprend : aux deux extrémités de la vie, les anévrysmes sont très rares (12 cas sur 120, de 55 à 80 ans ; 9 cas de 13 à 25 ans), tandis qu'aux âges intermédiaires, ils sont relativement très fréquents (99 cas sur 120, de 25 à 55 ans). Pourquoi ? C'est parce qu'il faut deux choses pour faire un anévrysme : une lésion préalable de l'endartère ou du mésartère, c'est-à-dire le *terrain* qui prépare ; une infection, la *graine* qui vient ensemencer le terrain et consommer le processus anévrysmal. Dans l'enfance et dans la jeunesse, les maladies infectieuses aiguës sont fréquentes et nombreuses : c'est la graine qui ne peut pas fructifier parce que le terrain n'est pas préparé pour la recevoir, par les lésions préalables du système artériel. Dans la vieillesse tardive ou dans la vieillesse précoce des syphilitiques, des paludiques, des alcooliques, des goutteux ou rhumatisants, des athéromateux, le terrain est sans doute tout préparé parce qu'alors l'athérome et les lésions artérielles sont fréquentes ; mais, la graine fait défaut parce que les maladies infectieuses deviennent de plus en plus rares à une période avancée de la vie, ou encore parce qu'elles sont absentes. Dans la vieillesse, il n'y a que deux maladies infectieuses assez communes : la pneumonie et la grippe. La première est le plus souvent très grave et mortelle ; d'autre part, la durée de son micro-organisme est éphémère, comme éphémères ses suites éloignées. La seconde est plus défavorable au point de vue qui nous intéresse ; nous avons cité plusieurs cas d'anévrysmes à développement rapide après une sévère attaque d'influenza sur des aortites goutteuses ou athéromateuses. Tout dernièrement encore, j'ai observé un syphilitique goutteux, âgé de 55 ans, chez lequel on a vu évoluer un anévrysme de l'aorte ascendante après une grippe fébrile très intense. La conclusion est donc celle-ci : au point de vue artériel et anévrysmal, défions-nous de la grippe survenant chez les athéromateux.

Nous avons étudié la pathogénie des aortites aiguës ; dans la grande majorité des cas, les recherches expérimentales ont démontré que le traumatisme seul de l'artère, aussi étendu qu'on le suppose et à la condition qu'il soit aseptique, est le plus souvent incapable de produire une aortite, et que celle-ci ne se développe au point vulnéré qu'à la faveur d'une infection. La même pathogénie doit être invoquée pour les anévrysmes. La lésion athéromateuse, les artérites de la syphilis, du paludisme, de l'alcoolisme, de la goutte, représentent le traumatisme, cause prédisposante ; il faut que la cause déterminante — maladie infectieuse — intervienne à son tour. Cela, nous l'avons vu au sujet des anévrysmes emboliques ; mais, en l'absence de ceux-ci, les microbes ou leurs toxines peuvent aller se fixer sur des points où l'endartère est déjà profondément altérée, pour corroder, user, faire disparaître les éléments résistants de la tunique moyenne, d'où la dilatation artérielle. C'est ainsi que, dans un fait déjà ancien [1], on a vu un anévrysme abdominal se développer à la suite d'une « aortite septique ». D'autre part, l'étude d'un grand nombre d'observations entreprise par nous, a presque toujours démontré dans les antécédents des anévrysmatiques l'intervention d'une maladie infectieuse antérieure.

En résumé, quoique l'infection soit capable, exceptionnellement, de

---

[1] ZEMBLINOFF. Anévrysme de l'aorte abdominale consécutif à une aortite septique (*Méd i. obosr.*, 1882).

déterminer un anévrysme sans lésion préalable de l'endartère, la conclusion s'impose :

L'anévrysme est à la fois fonction de mésartérite et d'infection.

Anatomie pathologique

L'anévrysme a été défini par Broca : « Une tumeur circonscrite, pleine de sang liquide ou concrété, communiquant directement avec le canal d'une artère, et limitée par une membrane qui porte le nom de sac. »

Cette définition n'est pas rigoureusement exacte, et P. Delbet a raison d'ajouter que « cette membrane qui porte le nom de sac » doit être constituée par les parois artérielles, ce qui élimine les anévrysmes faux et diffus.

D'autre part, il n'est plus possible d'admettre l'ancienne division des anévrysmes en : *A. vrais* formés par la dilatation des trois tuniques ; *A. mixtes internes* formés par une sorte de hernie des deux tuniques au travers de la tunique externe rompue ; *A. mixtes externes* admis par Sennert et Scarpa ayant pour paroi la tunique externe seule. L'anévrysme vrai n'existe pas [1], parce que jamais les trois tuniques de l'artère ne restent intactes ; celles-ci sont toujours plus ou moins atteintes, surtout la tunique moyenne, ce qui rend illusoire la distinction des anévrysmes mixtes internes ou externes.

Donc, Cornil et Ranvier ont eu raison d'affirmer, dès 1885, que les données anatomiques sur lesquelles s'appuie cette classification, sont absolument fausses. « Les anévrysmes spontanés se développent sur des artères qui sont depuis longtemps le siège de lésions inflammatoires. Au point de vue histologique, leur poche est constituée par la tunique interne et la tunique externe modifiées par l'inflammation, la tunique moyenne ayant disparu en totalité ou en partie. » Rien de plus vrai. La condition de la formation et du développement d'un anévrysmes réside dans la destruction des éléments élastiques, réellement résistants de la tunique moyenne, les éléments musculaires restant plus ou moins dissociés ou altérés. Du reste, dans la simple dilatation de l'aorte, sans lésions apparentes des tuniques artérielles, Hogdson se demandait déjà si cet état ne pourrait pas s'expliquer par « une sorte de paralysie de la membrane moyenne ».

La configuration du sac et ses rapports avec l'artère ont encore donné lieu à des divisions :

[1] « L'anévrysme de la crosse de l'aorte, ou de son tronc thoracique ou ventral, n'est point produit par la dilatation, mais par la corrosion et la crevasse des tuniques propres de l'aorte, et conséquemment par l'effusion du sang artériel dans la tunique celluleuse, ou toute autre enveloppe membraneuse qui revêt extérieurement l'artère lésée. » (SCARPA, *Réflexions et observations anatomico-chirurgicales sur l'anévrysme*, 1809.)

1° L'anévrysme *fusiforme* ou *cylindroïde* de Breschet (*ovoïde* ou *sphéroïdal* de Cruveilhier) présente deux orifices, supérieur et inférieur, quand la dilatation occupe toute la circonférence du vaisseau dans une étendue plus ou moins grande, et c'est à cette forme qu'appartenaient autrefois la « plupart des anévrysmes vrais » par dilatation des trois tuniques. Comme l'a fait remarquer Cruveilhier, la convexité de la crosse aortique prête plus à la dilatation que sa concavité, parce qu'elle subit davantage l'effort de la pression sanguine. Cette dilatation peut rester limitée, elle peut être multiple sur le même vaisseau, ou encore se prolonger exceptionnellement dans une grande étendue, comme on le voit dans une pièce du musée Dupuytren où, prenant naissance à l'origine de l'aorte, elle se retrouve encore jusqu'à sa division en iliaques primitives. L'anévrysme cylindroïde a moins de tendance à s'étendre latéralement que l'anévrysme sacciforme dont il va être question ; mais, par contre, sa guérison spontanée par la formation de caillots est plus rare, parce que ceux-ci se produisent moins facilement. Cruveilhier a fait judicieusement remarquer que l'anévrysme cylindroïde « ne contient jamais de sang coagulé », sauf dans les cas accidentels où il s'est produit une éraillement, une fente ou une fissure de la membrane interne, et surtout une inflammation circonscrite.

2° L'anévrysme *sacciforme* se développe sur une partie de la circonférence du vaisseau, communiquant avec lui par un seul orifice et une partie rétrécie, le « collet », comme l'appelle Cruveilhier. Il prend souvent de grandes dimensions avec des bosselures inégales répondant aux parties amincies et affaiblies du sac, il peut s'implanter sur un anévrysme fusiforme (an. *cylindro-sacciforme*). Dans cette forme, la tunique moyenne est plus profondément altérée, ce qui explique l'accroissement plus rapide et plus grand de la tumeur ; la formation des caillots est plus facile et plus abondante, en raison de l'étroitesse de l'orifice, du ralentissement sanguin dans une poche plus volumineuse et placée en dehors courant artériel. Lorsque la cavité de l'anévrysme communique avec le vaisseau par une large ouverture, et qu'il n'y a presque pas de collet, il existe alors une moindre tendance à la coagulation du sang.

Autrefois, Fernel (1497-1558) admettait l'existence d'un anévrysme interne spontané par distension de toutes les tuniques de l'artère (anévrysme vrai). Au commencement de ce siècle, Scarpa a combattu énergiquement cette opinion, et a soutenu qu'il *n'y a pas d'anévrysme sans lésion d'une tunique artérielle*. Il y a, disait-il, une différence notable, entre une artère *dilatée* et une artère *anévrysmatique*, quoique ces deux affections puissent quelquefois se trouver réunies, et particulièrement à l'origine de l'aorte. Il ajoute que, dans une artère dilatée, le sang ne se coagule jamais, qu'alors il ne se forme jamais une tumeur d'une certaine étendue, et qu'il n'existe qu'une seule espèce d'anévrysme : « celle qui n'occupe qu'un seul côté de l'artère et qui a lieu par la rupture de ses tuniques propres, soit que l'anévrysme se trouve compliqué avec un certain degré de dilatation du tube artériel, comme il arrive quelquefois à la crosse de l'aorte près de son origine, soit que cette complication n'ait point lieu, comme il arrive le plus souvent et presque toujours à l'anévrysme de l'aorte thoracique ou ventrale. »

Les idées de Scarpa demandent à être mieux connues et propagées ; les arguments qu'il invoque à l'appui de sa thèse nous paraissent irréfutables, et il n'est pas inutile de les exhumer de l'oubli dans lequel on les a laissés, sans doute parce qu'on ne lit plus les auteurs anciens. Au risque de nous répéter, les passages suivants, malgré leur longueur, méritent d'être textuellement reproduits :

« Un fait digne d'attention, c'est que jamais la base d'un anévrysme de l'aorte, quel que soit son siège, ne comprend tout le pourtour du tube de l'artère, mais seulement un côté, duquel on le voit s'élever en forme d'appendice ou de tubérosité plus ou moins étendue en hauteur ou en largeur, suivant les circonstances de la situation et de l'ancienneté de la maladie, tandis qu'au contraire les véritables dilatations du tube artériel en occupent constamment toute la circonférence, ce qui fait une différence essentielle entre la dilatation et l'anévrysme... Ce fait constant relatif à la forme de l'anévrysme, ne peut que faire pressentir à l'observateur attentif une différence notable, et telle qu'elle est effectivement, entre une artère dilatée et une artère anévrysmatique, quoique ces deux affections puissent quelquefois se trouver réunies, et particulièrement à l'origine de l'aorte. D'un autre côté, si l'on considère que la dilatation d'une artère peut exister sans lésion organique proprement dite, le sang se trouvant toujours contenu dans son vaisseau ; que dans la partie sensiblement dilatée d'une artère, le sang ne se coagule jamais et qu'il ne se dépose pas de couches polypeuses ; que jamais la dilatation du tube d'une artère ne parvient au point de former une tumeur d'une certaine étendue ; enfin, que tant que la continuité des tuniques propres de l'artère n'est point détruite, la circulation du sang n'est point du tout ou pas sensiblement altérée, on ne peut s'empêcher de convenir que l'anévrysme diffère essentiellement de la dilatation des artères. »

Faisant encore judicieusement remarquer que le sac anévrysmal n'embrasse jamais toute la circonférence de l'artère, mais seulement une portion de cette circonférence, qu'il présente à la base « une sorte d'étranglement ou de cou au delà duquel il se dilate jusqu'à prendre

quelquefois une extension énorme[1] », Scarpa précise la question dans
ces termes : « On voit clairement que la tunique musculaire de l'aorte ne
dépasse pas la cloison qui sépare l'artère d'avec l'entrée du sac anévrysmal, et que les fibres et les couches de cette tunique ne se prolongent
pas sur le sac, mais qu'elles se terminent en manière de frange ou de
pointes obtuses et minces sur les bords de la crevasse de l'artère. Par là,
il devient très évident que le sac anévrysmal n'appartient point à l'artère, et qu'il n'est autre chose que l'enveloppe celluleuse qui, dans
l'état sain, recouvrait le vaisseau et le liait aux parties voisines. »

Cette théorie dont Scarpa s'est constitué le défenseur convaincu au
commencement du xixe siècle, avait été émise, bien avant lui, par
Fabrice de Hilden d'abord, et surtout par Sennert dès 1650, puis par Barbette, Diemerbroeck, Paletta, Maunoir[2].

Elle fut combattue ensuite par Freind (1733) qui ne comprenait pas comment la membrane interne d'une artère peut se rompre sans l'externe qui
est moins dense et moins forte[3] ; puis, elle fut confirmée par les expériences
de Nicholls souvent répétées à la Société royale de Londres vers 1738.
Pour se convaincre de la différente résistance des tuniques d'un vaisseau
artériel, il n'y a, disait ce dernier auteur, qu'à pousser de l'air dans l'artère pulmonaire, et celle des tuniques qui se rompra sera l'interne,
tandis que l'externe qui résistera, « formera des tumeurs anévrysmales ».

Cette discussion semble bien loin de nous, et cependant elle était utile
à rappeler puisqu'elle va nous permettre d'arriver à une conclusion.

[1] Un siècle avant Scarpa (*Mémoires de l'Acad. royale de Paris*, 1701), Littré avait dit
que l'anévrysme de l'aorte « forme une poche assez semblable à une bouteille dont le cou
est au dedans de la poitrine, et le fond au dehors ».

[2] *In aneurysmate, interiorem tunicam rumpi, exteriorem vero dilitari verisimile est*
(Hildanus, cité par Scarpa). — *Proxima causa aneurysmatis est arteriæ tunicæ internæ
aperitio, exterioris vero dila tatio* (Sennert, 1650). — *Tunica interna corrosa, aut rupta,
externa intentum extendi potest absque ruptum, ut aneurysma causetur* (Barbette, 1659).
— *Hæc enim causa est aneurysmatis quod, tunica cum suis fibris rupta, sanguis in primam,
seu extimam tunicam illabitur, quæ ob mollitiem mox extenditur, sicque ibi tumor gene-
ratur* (Diemerbroeck, 1685). — « Dans les anévrysmes, je n'ai jamais trouvé une dilatation
réelle du tronc de l'artère. J'ai toujours trouvé l'artère percée d'une ouverture plus ou
moins ample, tantôt en forme de déchirure, tantôt plus ou moins calleuse, et presque
semblable à l'orifice d'une fistule. » (Paletta, *Giornale di Venezia*, 1796). — Maunoir (*Rec. de
la Soc. de méd. de Paris*, 1800) émet la même opinion, en affirmant que dans l'anévrysme,
« le sang passe toujours par la déchirure des tuniques internes ».

[3] Lancisi admettait une opinion mixte : tous les anévrysmes sont dus à la dilatation
de l'artère ; mais les tuniques artérielles ont dû être ensuite altérées et corrodées. On lit
dans Freind : « *Historiam aneurismatis in aortæ trunco ascendente prodit Lancisus, ex quo
æger qui per aliquod spatium antea de palpitatione, animæ defectione, angustiâ thoracis
et in eo pulsatione conquestus esset, subito interiit... Sententia est ut omnia aneurismata
ex arteriæ dilatatione oriri existimet ; neque improbabile est primis quibusque temporibus
id ita esse ; nihilominus in præsenti exemplo fibras corrosas fuisse ait, atque hinc dilorica-
tionem, uti ab eo vocatur, explicare aggreditur, in quâ, juxtà illum vera aneurismatis causa
consistit ; id est, si ejus sensum recte capio in arteriæ tunicarum discissione, sive dilacera-
tione* (J. Freind. *Opera omnia medica*. London, 1733).

Tout d'abord, il importe de bien établir, avec Sennert et Scarpa, que la simple dilatation des tuniques artérielles ne doit pas rentrer dans la classe des anévrysmes, comme le pensait Fernel, et comme le croient encore quelques auteurs contemporains.

Ensuite, si Scarpa a eu raison de faire une distinction capitale entre cette dilatation artérielle et une tumeur anévrysmale, il a été certes beaucoup trop loin en affirmant que la poche est toujours et seulement constituée par la tunique externe, et que la déchirure ou l'éraillure de la tunique interne est suffisante pour produire un anévrysme. A cela, deux objections importantes : 1° dans l'artério-sclérose, dans l'artérite oblitérante plus ou moins généralisée, les lésions de la tunique interne sont considérables, et cependant les anévrysmes sont relativement rares ; 2° dans l'athérome artériel, il y a souvent des solutions de continuité de la tunique interne sans aucune production anévrysmale.

En un mot, ce qui favorise l'anévrysme dit spontané, ce qui le consomme, c'est la *mésartérite*, la lésion de la tunique moyenne, c'est-à-dire de la partie résistante du vaisseau constituée par les fibres élastiques et musculaires ; leur disparition prépare la formation du sac anévrysmal, et la lésion ou l'éraillure de la membrane interne peut ne s'effectuer qu'après cette disparition. Mais, les études anatomiques de Sennert et de Scarpa n'en ont pas moins l'incontestable mérite d'avoir puissamment aidé à la solution de la question, et comme on le voit, cette longue discussion n'a pas seulement pour nous un intérêt historique. Il est du reste à remarquer que parmi les auteurs qui ont le plus combattu la doctrine de Sennert et Scarpa, se trouve Hogdson qui a écrit cette phrase : « L'état morbide constant des membranes de toute artère qui est le siège d'un anévrysme, rend probable l'opinion que la perte de l'élasticité prédispose au déchirement à la suite de causes qui n'eussent pas produit cet effet sur un vaisseau doué de ses propriétés naturelles. » Il est vrai que plus loin, il affirme que « l'anévrysme provient, tantôt de la destruction ou du déchirement des membranes de l'artère, tantôt de leur dilatation ».

ANÉVRYSMES KYSTOGÉNIQUES. — En 1806, Corvisart a décrit une forme d'anévrysme extrêmement rare, encore contestée à laquelle on pourrait donner, d'après Broca, le nom de *kystogénique*. Il s'agirait d'une sorte de kyste à parois fibreuses, situé dans l'épaisseur des membranes, pouvant communiquer avec l'intérieur de l'artère qui renferme « une substance moins consistante que du suif, et d'une couleur rouge foncé, assez semblable d'ailleurs aux caillots de sang anciennement formés qui adhèrent à l'intérieur des parois des poches anévrysmales... Ces anévrysmes, loin de se développer de dedans en dehors par la dilatation d'une ou de toutes les tuniques artérielles, se formeraient au contraire de dehors en dedans par une sorte d'érosion, d'usure, et même de mort de ces mêmes tuniques ». Quoique des faits semblables aient été signalés ensuite par Leudet (*Soc. anat.*, 1852), on doit admettre qu'ils sont les résultats d'une fausse interprétation, dire avec Hogdson que, loin d'être la cause des anévrysmes, ils en sont l'effet, que cette apparence a été déjà signalée (1723) par Stenzel sous le nom de *stéatome de l'aorte* et attribuée à un commencement de guérison d'un anévrysme par formation de dépôts fibrineux. — Les anévrysmes *cupuliformes*, ordinairement très petits et multiples, siégeant surtout à l'origine et sur la crosse de l'aorte, ont-ils la même origine que les anévrysmes kystogéniques? Cela est probable, mais encore non démontré.

Anévrysmes disséquants. — Le premier anévrysme de ce genre a été en partie décrit par Morgagni. Il s'agit d'un boucher de 57 ans, « infecté de la maladie vénérienne et s'enivrant fréquemment », chez lequel on trouva les lésions suivantes : « Au-dessous d'un nodule d'Arantius d'une valvule sigmoïde, et sur la face par laquelle cette valvule regardait les autres, les lames membraneuses dont elle était composée étaient tellement séparées dans un petit trajet, que je pus introduire un petit stylet entre l'une et l'autre, à l'endroit de leur séparation. Quant au tronc de l'artère voisin de cet endroit, il était parsemé çà et là intérieurement de taches blanchâtres, sans être trop lisse, et même il était légèrement inégal. Mais, bientôt après, à sa courbure, il était distendu en forme d'anévrysme. » Après cette observation, viennent celles de Nicholls (1761) et de Scarpa (1809). Le premier de ces auteurs a suivi les progrès de l'anévrysme sous forme « d'ecchymose, ou de sugillation » à la faveur d'une fissure à la face interne de l'aorte à travers laquelle une petite quantité de sang s'était échappée (observation relative à Georges II, roi d'Angleterre). Scarpa paraît croire que l'anévrysme appelé plus tard « disséquant » est presque toujours le premier degré de la tumeur anévrysmale.

L'observation de Laennec est une des plus intéressantes à signaler. La crosse de l'aorte était dilatée de manière à pouvoir contenir une pomme de moyen calibre ; l'aorte descendante présentait à son origine « une fente transversale occupant les deux tiers de son contour cylindrique et intéressant seulement ses membranes interne et fibrineuse... La membrane celluleuse était saine et décollée, de la fibrineuse depuis cette fente jusqu'à l'origine des iliaques primitives, de manière qu'au premier coup d'œil on aurait pu croire que la cavité de l'aorte était divisée par une cloison médiane. Le décollement n'était pas complet, et n'occupait que les deux tiers ou la moitié de la surface du cylindre artériel, et tournait par endroits autour de ce cylindre ; il occupait principalement sa partie postérieure. » Le décollement formait une sorte de sac oblong rempli de concrétions fibrineuses, et à l'extrémité de la fente, se voyait à l'une de ses lèvres un peu déprimée, quelques adhérences avec la tunique celluleuse présentant l'aspect d'un commencement de cicatrisation.

D'après Peacock qui a bien étudié (1843 et 1849) les anévrysmes disséquants, il y en aurait trois variétés : 1° forme rare par rupture de la tunique interne et d'une des lames de la moyenne avec extravasation sanguine dans la tunique élastique (trois cas : Morgagni, Hogdson, Nicholls) ; 2° forme commune, par décollement de la tunique moyenne, produisant un nouveau canal qui peut communiquer de nouveau avec l'intérieur du vaisseau (obs. de Laennec et cas nombreux) ; 3° variété de la forme précédente, dans laquelle l'ouverture est lisse, les tuniques artérielles disséquées dans une grande étendue, au point qu'on a pu croire à une malformation congénitale (faits de Bouillaud, Ste-kelten, Pennock, Henderson). C'est probablement à la première variété qu'Eppinger a fait dernièrement allusion, lorsqu'il a voulu assimiler l'anévrysme disséquant à un « hématome intra-pariétal » caractérisé par une infiltration sanguine dans les parois des tuniques interne et moyenne, ou seulement dans la dernière, quelquefois entre les tuniques moyenne et externe, plus rarement dans l'épaisseur même de l'adventice. Dans un second travail, Peacock se range à l'opinion de Pennock et Goddart qui admettent que le sac de l'anévrysme disséquant est formé par le décollement des lamelles de la tunique moyenne ; on le démontre expérimentalement en injectant de l'eau dans le tronc de l'aorte après la déchirure de la tunique interne ; on voit alors ce liquide séparer assez aisément les lamelles de la membrane moyenne.

La rupture des membranes est le plus souvent transversale, rarement verticale, n'intéressant qu'une étendue du quart ou de la moitié de la circonférence vasculaire, à bords souvent lisses et comme en coup de couteau ; plus rarement, la déchirure est considérable, occupant les trois quarts de la circonférence, au point qu'elle paraît presque séparer la crosse aortique du cœur ; elle se fait surtout vers l'origine de l'aorte (24 fois sur 35, à sa naissance). Parfois, la surface du décollement ne dépasse pas quelques centimètres ; plus souvent elle a une étendue considérable comme dans l'observation de Laennec ; commençant au-dessus des sigmoïdes, elle peut s'étendre sur tout le trajet de l'aorte, une partie des iliaques, sur le tronc brachio-céphalique, la carotide primitive, la sous-clavière droite, sur presque toutes les branches artérielles partant de l'aorte et se ramifiant dans la poitrine et l'abdomen (Rokitansky) ; elle commence au niveau de la valvule sigmoïde postérieure jusque vers les artères rénales (Thompson, 1846), elle atteint toute l'aorte ascendante et la carotide gauche (Goupil, 1853), le tronc brachio-céphalique (Guthrie et Cruveilhier) ; elle peut s'étendre depuis l'arc aortique jusqu'à l'artère fémorale gauche (James Coleman, 1898). Tantôt, le canal anévrysmal est complet, occupant toute la circonférence du vaisseau au point que l'aorte paraît formée de deux vaisseaux concentriques ; tantôt il n'existe que sur une portion de la circonférence et surtout à la face postérieure ; d'autres fois, le canal est en spirale, comme dans le cas de Laennec.

Jusqu'au jour où ils se rompent dans le péricarde ou dans d'autres régions, les anévrysmes disséquants dont le nombre tend à s'accroître depuis qu'ils sont mieux connus [1], offrent dans leur histoire anatomique et clinique une particularité très intéressante, facile à comprendre d'après quelques faits que nous allons signaler : il s'agit de leur longue période de latence et de l'état de santé avec lequel ils restent compatibles. Voici déjà un fait : anévrysme sacciforme gros comme une noix siégeant à l'origine de la sous-clavière gauche où se trouvait un orifice qui était l'origine d'un canal cylindrique formé entre les tuniques externe et moyenne ; ce canal s'étendait dans toute la longueur de l'aorte thoracique descendante, de l'aorte abdominale, jusqu'à l'iliaque primitive, rétrécissant légèrement le calibre du vaisseau. Le sang, en partie fluide, communiquait avec l'intérieur de l'aorte par trois orifices, et le courant sanguin se faisait à la fois dans l'aorte rétrécie et par le canal creusé dans ses parois (Heschl [2]). — Autre fait : un anévrysme disséquant commençait à l'aorte ascendante, suivait la paroi postérieure du vaisseau jusqu'à la bifurcation de l'aorte abdominale ; il était recouvert d'une membrane de nouvelle formation, présentant le même diamètre que l'aorte, de sorte que le tout ressemblait à une aorte double (Friedlander) [3]. — Rokitansky avait autrefois signalé des cas de guérison d'anévrysmes disséquants, et Bostrœm [4] cite quatre faits d'anévrysmes disséquants guéris en apparence, la circulation s'établissant dans le canal anévrysmal comme dans un canal de dérivation communiquant par ses deux extrémités avec la lumière de l'artère malade. Il aurait vu les parois du canal anévrysmal se revêtir d'une véritable couche endothéliale.

---

[1] En 1851, LEUDET (*Soc. anatomique*) en réunissait 45 cas. Dans son mémoire (*Ueber anevrysma dissecans*. Bremen, 1862), GEISLER en a réuni 84 cas. Depuis cette époque, les faits se sont multipliés, et j'ai publié (1867) dans les *Bulletins de la société anatomique* un exemple d'anévrysme disséquant tout à fait à son début. — En 1881 (*Société anatomique*), REVILLIOD a publié un cas d'anévrysme disséquant de l'artère pulmonaire.

[2] *Wien. med. woch.*, 1867.

[3] *Virchow's Arch.*, 1880.

[4] *Deutsch. arch. f. klin. méd.*, 1887.

Le *siège* des anévrysmes de l'aorte s'observe plus fréquemment sur sa portion thoracique que sur sa portion abdominale (207 cas d'anévrysmes de l'aorte thoracique pour 46 anévrysmes de l'aorte abdominale, d'après Crisp). Dans la statistique déjà ancienne de Lebert, sur 83 observations, l'anévrysme intéressait : 24 fois l'aorte ascendante, 27 fois la crosse de l'aorte, 9 fois l'aorte thoracique descendante, 9 fois l'aorte abdominale. Parfois, la poche anévrysmale se trouve immédiatement au-dessus des valvules sigmoïdes, et le fait suivant dont je donne la relation avec deux figures, présente à ce point de vue un certain intérêt. Il démontre encore que les anévrysmes de petit volume sont capables de déterminer parfois des accidents fort graves et que, situés à l'origine de l'aorte, ils peuvent ne se manifester que par les symptômes d'une insuffisance aortique. Il est vrai que, dans ce cas, l'œdème du membre supérieur gauche m'avait permis d'établir le diagnostic à la fin de la vie.

Une femme de 35 ans entre le 27 septembre 1893 à l'hôpital pour les symptômes suivants : dyspnée très accusée, œdème des membres inférieurs, toux incessante, expectoration de crachats sanguinolents. Trois jours après son entrée à l'hôpital, on constate un œdème du bras gauche s'étendant jusqu'à la région mammaire du même côté où existe une dilatation veineuse très apparente. A l'auscultation, souffle diastolique de la base des plus nets, avec un pouls presque normal sans aucun des signes périphériques de l'insuffisance aortique. Congestion pulmonaire en foyers (infarctus) avec râles de bronchite et signes d'épanchement pleural droit. On constate une très légère voussure de la région sterno-costale droite, vers le troisième espace intercostal ; mais il est impossible de constater à ce niveau le moindre battement anormal. Cependant, en raison de l'œdème du bras gauche, de cette légère voussure, du souffle de l'insuffisance aortique, le diagnostic d'anévrysme de l'aorte à l'origine, est porté.

A l'*autopsie*, on trouve toutes les veines intrathoraciques gorgées d'un sang liquide, rouge foncé. La cavité pleurale droite renferme environ 2 litres d'un épanchement clair, citrin ; poumon droit revenu sur lui-même, présentant deux foyers d'hépatisation rouge, l'un à la base, l'autre dans le lobe supérieur ; au poumon gauche, quelques foyers hépatisés, de coloration grisâtre, assez exactement triangulaires.

Sur le côté gauche du médiastin antérieur, saillie longitudinale, dure, qui se poursuit en haut jusqu'au tronc veineux brachio-céphalique. La dissection de ce cordon permet de distinguer et de dissocier un gros nerf qui est le nerf phrénique et un tronc veineux thrombosé. Cette thrombose siège exactement au niveau de son embouchure dans le tronc veineux brachio-céphalique ; en poursuivant le tronc veineux thrombosé, il est facile de reconnaître qu'il s'agit de la veine azygos, dont le calibre est fort augmenté. Elle renferme d'ailleurs une grande quantité de sang ainsi que les branches qui s'y jettent. Entre le point thrombosé et son embouchure dans le tronc brachio-céphalique veineux, son calibre est fort rétréci ; sa direction presque perpendiculaire au gros tronc brachio-céphalique semble expliquer pourquoi la thrombose a pu prendre naissance. Cette seule disposition devait la favoriser en ralentissant le cours du sang, si une autre lésion voisine n'avait pas déjà ajouté ses effets.

Cette autre lésion n'est autre qu'un anévrysme disséquant de l'origine de l'aorte. Celle-ci, très athéromateuse dans ses parties thoracique et abdomi-

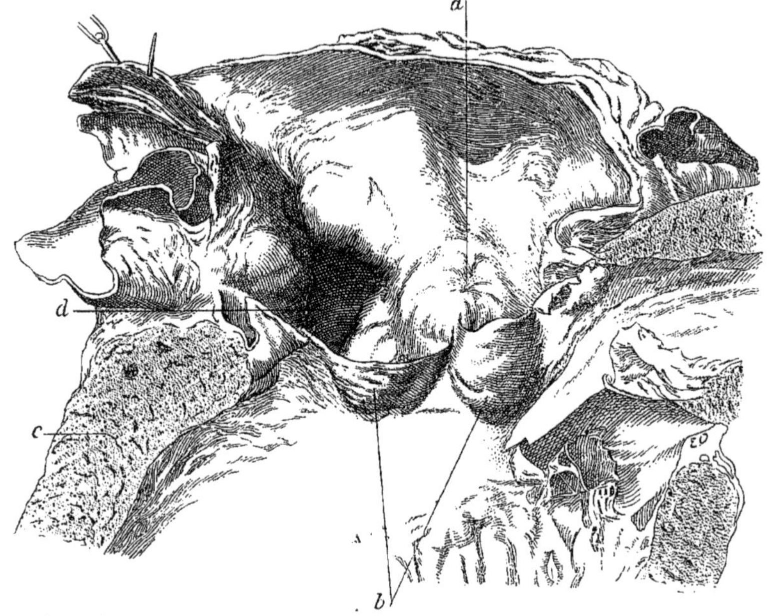

Fig. 124. — Anévrysme de la portion sus-sigmoïdienne de l'aorte.

a, épaisissement athéromateux de la paroi interne de l'aorte. — *b*, sigmoïdes aortiques de la grande valve mitrale. — *c*, coupe de la paroi ventriculaire gauche très hypertrophiée. — *d*, poche anévrysmale admettant la phalangette du pouce.

nale, présente une ulcération à bords irréguliers et végétants à la hauteur des artères mésentériques et un peu au-dessus. Au-dessous elle est pavée de plaques athéromateuses toutes recouvertes de caillots cruoriques, peu adhérents, mais cependant assez intimement fixés à la paroi. Dans sa partie thoracique, l'athérome est beaucoup moins intense : c'est à peine si l'on distingue quelques sugillations et une sorte d'épaississement général de la paroi. Cette absence de lésions est frappante et se fait remarquer jusque sur les valvules sigmoïdes qui sont saines.

Immédiatement au-dessus de la valvule sigmoïde de l'aorte qui correspond par sa situation à la grande valve mitrale, on distingue l'orifice entre-bâillé d'une cavité anévrysmale taillée aux dépens de la paroi de l'aorte. C'est un anévrysme du volume d'une grosse noix dont les parois sont recouvertes de caillots adhérents. L'orifice aortique de l'anévrysme se présente sous l'aspect d'une ouverture taillée à l'emporte-pièce, parallèle au rebord libre des sigmoïdes et dont la longueur est de 3 centimètres et demi. Cette poche anévrysmale est en rapport en avant et à gauche avec le tronc de l'artère pulmonaire, en arrière avec l'auricule droite très dilatée, à gauche avec une portion de l'oreillette gauche, à droite avec le bord supérieur de la cloison interauriculaire sur laquelle vient s'aboucher la veine cave supérieure. Cette dernière est en rapport de contiguïté avec la poche anévrysmale, et cette

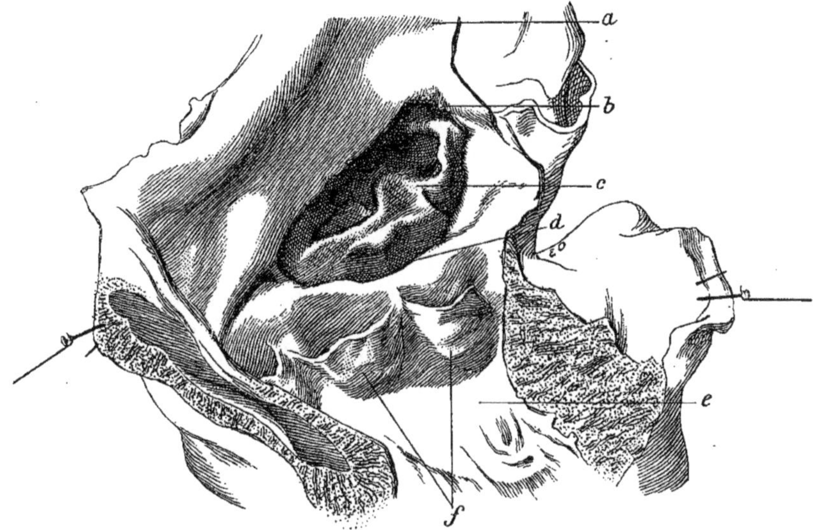

Fig. 125. — Anévrysme sus-sigmoïdien.

a, aorte peu altérée. — b, bords de la poche anévrysmale. — c, paroi profonde de l'anévrysme, froncée et refoulée en avant. — d, bord inférieur très saillant de la poche anévrysmale. — e, région mitro-aortique. — f, valvules sigmoïdes de l'aorte.

disposition peut expliquer la stase sanguine de la veine cave supérieure et de ses branches afférentes (tronc brachio-céphalique et veine azygos).

Les valvules sigmoïdes, quoique légèrement fenêtrées sur leurs bords libres, ne sont pas à vrai dire altérées; et il faut expliquer le souffle d'insuffisance aortique, perçu pendant la vie, bien plutôt par la perte d'élasticité de l'aorte dont les parois sont occupées par l'anévrysme disséquant. L'orifice d'entrée de ce dernier se poursuit latéralement sous forme d'ulcération, de façon à occuper les quatre cinquièmes de la circonférence aortique, qui mesure, étalée, 8 centimètres et demi.

Le cœur est volumineux. Il pèse avec les caillots et l'aorte 920 grammes. Privé de ses caillots et de l'aorte, son poids est encore de 480 grammes. Les deux oreillettes, mais surtout la droite, sont gorgées de caillots, tandis que les deux veines caves renferment du sang liquide. L'orifice de la coronaire droite située au-dessus dans le voisinage de l'orifice de la poche anévrysmale, semble, rétréci de moitié ; mais l'artère est très perméable et laisse passer une sonde de 3 millimètres. Elle est même dilatée sur son parcours horizontal, sans offrir aucune trace d'athérome. La coronaire gauche, au contraire, a un orifice large, béant, situé au-dessous de l'orifice de la poche anévrysmale. Le tronc présente quelques plaques athéromateuses, mais pas de rétrécissement ; les collatérales elles-mêmes ont des orifices largement ouverts. Ce dernier fait explique peut-être le peu de développement de la sclérose du myocarde. Celui-ci cependant présente quelques taches scléreuses disséminées, surtout au foyer d'élection, c'est-à-dire au point d'intersection de la paroi ventriculaire gauche et de la cloison.

Foie congestionné ; consistance et couleur normales, vésicule gorgée de bile. Reins à surface granuleuse, se décortiquent mal, renferment des traces de petits infarctus anciens ; atrophie de la substance corticale, parenchyme pâle, volume diminué, athérome des artères rénales. Rate petite, de consistance et couleur normales.

Le *volume* des anévrysmes de l'aorte est très variable, d'une tête d'épingle (anévrysmes péricardiques) à une lentille ou un petit pois (*A*. cupuliformes de la naissance de l'aorte), une noisette, une amande, une pomme, pouvant atteindre une tête de fœtus et même davantage. Les plus gros sont les anévrysmes sacciformes et ils ont, quoique rarement, plus de tendance à la guérison spontanée par la formation de caillots, que les anévrysmes fusiformes toujours moins volumineux, mais par contre moins favorisés par la coagulation intra-cavitaire pour des raisons connues. Le développement est toujours progressif, mais variable, se faisant sans règle précise, le plus souvent cependant du côté des parties voisines de moindre résistance, ce qui explique la formation de bosselures plus ou moins irrégulières, de sacs pour ainsi dire secondaires, de diverticules parfois nombreux.

La résistance est différente sur le même sac anévrysmal : molle dans certains endroits, plus dure dans d'autres, avec des parois épaissies par la condensation du tissu cellulaire ambiant et le travail d'endartérite, ou des parois amincies [1] dans d'autres points par suite des dégénérescences hyaline et graisseuse dont elles sont atteintes et qui sont le point de départ des ruptures.

Le *nombre* des anévrysmes est variable, ainsi que nous l'avons dit au sujet de l'étiologie. Tantôt, et le plus souvent, on n'observe qu'une

---

[1] « Il y a dans la plupart des anévrysmes, des endroits où les membranes artérielles sont fort *émincées ;* il ne reste même en certains cas que la tunique extérieure, les autres fort imperceptibles ou déchirées (SÉNAC). »

seule poche anévrysmale ; tantôt il en existe une seule sur l'aorte et plusieurs sur d'autres grosses artères (par exemple, anévrysmes de la crosse de l'aorte, de la fémorale, de la poplitée, de la sous-clavière) ; enfin, d'autres fois, c'est seulement sur le trajet de l'aorte qu'on observe ces anévrysmes multiples. La présence de 30 (Manec) et même de 63 anévrysmes (Pelletan) sur les mêmes individus avait fait penser à une sorte de « diathèse anévrysmale » dont nous avons fait justice, et nous savons maintenant pourquoi et comment on les constate en assez grand nombre à la suite des artérites syphilitiques, athéromateuses, ou emboliques. Des exemples nombreux peuvent être cités à ce sujet, et nous nous bornerons à rappeler le suivant :

Un homme de 60 ans, présentant à droite du sternum une tumeur anévrysmale au niveau des deuxième et troisième côtes, meurt subitement dans un accès de suffocation. A l'autopsie, on trouve, non point un anévrysme de l'aorte, mais une série d'anévrysmes. D'abord, en avant, première tumeur ; puis, sur la partie postérieure de la crosse de l'aorte, une autre tumeur arrondie de même volume ; sur les bords de cette seconde poche et s'ouvrant dans sa cavité, trois petites tumeurs, du volume d'une noisette à une petite noix ; sur le sommet de la crosse, immédiatement après l'origine de la sous-clavière gauche, encore une légère dilatation ; enfin, nouvelle dilatation anévrysmale du tronc brachio-céphalique. En négligeant même cette dernière, on trouve donc sur la crosse de l'aorte, six poches anévrysmales. L'aorte elle-même présente, depuis son origine jusqu'après la naissance des gros troncs artériels, une dilatation générale. — SEVESTRE. Observation résumée (*Bull. de la Soc. anatomique*, 1871).

Le *contenu* des anévrysmes est différent suivant leur volume et leur forme. Il n'y a que du sang liquide dans les petits anévrysmes cupuliformes, rarement de caillots. Ceux-ci dans les gros anévrysmes et surtout dans les sacciformes sont de deux sortes : cruoriques (ou *passifs* de Broca) de consistance molle, de coloration rouge noirâtre, de siège intra-cavitaire ne pouvant pas servir à la guérison, comme le croyaient à tort Broca et Bellingham ; fibrineux et blanchâtres (caillots *actifs*), feuilletés, lamelleux, adhérents, plus ou moins durs, pariétaux [1]. Ces caillots peuvent se dissocier, subir la dégénérescence granulo-graisseuse, d'où la formation d'anfractuosités remplies par du sang liquide ou à demi coagulé. Autrefois, on pensait qu'ils étaient susceptibles d'organisation, ce qui est une erreur. Loin de s'organiser, ils se résorbent, et c'est la paroi artérielle qui, en proliférant, envoie des prolongements conjonctivo-vascu-

---

[1] VÉSALE a trouvé sur les parois d'un anévrysme de l'aorte, « une sorte de concrétion carniforme sans fibres, et une matière blanchâtre dure, assez semblable à du lard bouilli. Leur substance est comme desséchée » (MORGAGNI).

laires dans leur intérieur au point de constituer comme un tissu fibroïde. Malheureusement, si les choses se passent ainsi pour l'hémostase définitive des plaies artérielles, il n'en est pas de même pour les anévrysmes dont la paroi est constituée par une membrane à peine vascularisée. C'est même là ce qui explique la rareté très grande des guérisons spontanées, la fréquence des guérisons temporaires et des récidives. En tout cas, la coagulation sanguine que l'on trouve toujours dans les anévrysmes de quelque durée, est due à deux causes : ralentissement du courant sanguin, irrégularités et rugosités de la paroi interne par suite de son inflammation lente.

ACTION DES ANÉVRYSMES SUR LES ORGANES VOISINS

Les anévrysmes de l'aorte exercent sur les organes voisins des modifications importantes à étudier : changements de situation ou de forme, adhérences anormales, ruptures et destruction d'organes.

Le *cœur* est ordinairement diminué de volume, et c'est Sénac qui, le premier (1749), a bien remarqué ce fait. Il avait vu « le tronc de l'aorte depuis son origine jusqu'au diaphragme paraissant plus gros que la tête », et cependant « le cœur n'avait pas plus de volume qu'à l'ordinaire ». Le fait est ensuite signalé dans des observations éparses, et c'est ainsi que dans l'une d'elles, Paletta (1796) a noté que « le cœur n'avait pas augmenté de volume ». Cruveilhier qui ne connaissait pas, disait-il, de dilatation artérielle sans hypertrophie du cœur, se demande cependant si celle-ci ne disparaît pas avec l'ectasie aortique ; car, pour lui, « l'élasticité artérielle lutte incessamment contre la contraction ventriculaire, et cette élasticité une fois vaincue, le cœur n'a plus de résistance à surmonter ; il doit revenir à son état normal, et on conçoit même qu'il pourrait s'atrophier ». Plus tard, Stokes a bien établi que l'atrophie du cœur se montre souvent avec un anévrysme volumineux, et l'on peut en conclure, ajoute-t-il, « que la force de la pulsation anévrysmale ne dépend pas uniquement de la systole ventriculaire ». Il avait admis dès 1834, que la violence du choc de l'anévrysme s'explique par une loi d'hydrostatique, et que dans la presse hydraulique, l'introduction d'une petite quantité de liquide dans le réservoir produit une force bien supérieure à celle qu'il a fallu employer pour l'y faire pénétrer ; le cœur peut être petit et atrophié avec des pulsations anévrysmales extrêmement fortes, et celles-ci seraient surtout en rapport avec la quantité de sang liquide contenu dans la poche. Mais, telles ne sont pas les seules raisons à invoquer : le cœur est petit et atrophié, parce que la quantité de sang qui le traverse

subit une diminution, du fait même de la présence de la tumeur anévrysmale et que cette quantité peut arriver à constituer mille grammes.
L'impulsion de celle-ci peut être très forte avec un cœur petit et atrophié, en raison des obstacles périphériques constitués par un état plus
ou moins accusé de contracture vasculaire. On peut encore assimiler
avec Hanot (1879) cette atrophie cardiaque par compression des pneumogastriques, à l'atrophie des muscles laryngiens consécutive à la compression des récurrents. D'autre part, il y a des cœurs gros chez les anévrysmatiques, lorsqu'il y a concomitance de lésion rénale, de sclérose
artérielle plus ou moins généralisée. Dans ces cas, l'hypertrophie du cœur
est d'origine rénale et non anévrysmatique, et il peut y avoir cardio-sclérose en raison de la lésion du système artériel. Ces distinctions anatomiques sur lesquelles j'ai insisté, ont une valeur importante en clinique.

La tumeur anévrysmale peut changer les rapports du cœur, le porter
en bas et en dehors au point que le choc se produise au sixième espace
intercostal, à droite ou à gauche, jusque dans l'aisselle suivant son siège
et son volume. Quand elle est située en arrière du cœur, elle déplace
celui-ci en dedans et en avant. D'autres fois l'anévrysme produit ses effets
de compression sur les cavités cardiaques elles-mêmes, et l'on cite le cas
de Thielmam Schmidt (1845) relatif à un anévrysme qui était venu à travers l'oreillette droite, former une poche sacciforme jusque dans le ventricule en franchissant la valvule tricuspide. Gairdner (1876) a trouvé à
l'autopsie un gros anévrysme dont un diverticule placé au-devant de
l'oreillette droite qu'il comprimait ainsi que le ventricule droit, était
parvenu à comprimer et à rétrécir l'orifice auriculo-ventriculaire.

Les *adhérences* sont nombreuses avec les organes voisins, et il est
inutile de les décrire en raison de leur nombre et de leur diversité. Il
arrive souvent que les tumeurs anévrysmales sont recouvertes d'un tissu
fibroïde ou lardacé pouvant avoir plusieurs centimètres d'épaisseur et
envahissant les deux médiastins. Il en résulte que l'agent de la compression ou de l'irritation des nerfs et des vaisseaux est bien plus sous
la dépendance de la *médiastinite* que de la tumeur elle-même. Il se produit encore des adhérences avec tous les organes voisins (trachée, œsophage, troncs nerveux et vasculaires).

Les phénomènes de *compression* sont multiples et nombreux. Tantôt
la compression s'exerce directement par la tumeur sur un organe ; tantôt elle agit par pénétration, par une sorte d'invagination de la tumeur
dans un organe creux ; d'autres fois, cette compression, bien autrement
puissante se produit à la faveur du tissu fibroïde développé autour du
sac. Ainsi, la compression directe des nerfs produit des phénomènes

divers : douleurs névralgiques intenses par compression des nerfs intercostaux, du plexus brachial, des nerfs lombaires, des nerfs du plexus cœliaque ; aphonie par paralysie du récurrent ; contraction de la pupille par compression du sympathique, tachycardie par parésie du pneumogastrique, etc. Les paralysies anévrysmales ne sont pas seulement dues à la compression par *refoulement* des nerfs, mais encore à la compression par *enserrement* de ces nerfs au moyen du tissu fibroïde formé autour du sac, de sorte que l'on peut observer des paralysies au moment même où l'anévrysme se rétracte et tend à la guérison.

Nous avons mentionné plus haut la compression des organes creux par invagination de la tumeur anévrysmale. En voici un exemple fort intéressant, publié récemment avec la figure.

Un homme de 58 ans, menuisier, est amené à l'hôpital par des agents qui l'ont trouvé défaillant dans la rue. Il n'a jamais eu la syphilis et n'est pas alcoolique. Il y a quatre jours, œdème léger de la face qui augmente lentement d'abord, puis rapidement en s'étendant au cou, en même temps que survenaient des éblouissements et du vertige. A son entrée à l'hôpital, on constate un œdème intense du cou et de la face, se propageant aux bras et au thorax pour s'arrêter brusquement au rebord costal. Il existe également un œdème sous-conjonctival empêchant en partie l'occlusion des yeux, de l'arrière-gorge et du pharynx (luette en grains de raisin). Cet œdème n'a rien d'inflammatoire ; il est mou, gardant l'empreinte du doigt, bleuâtre à la face et aux mains, d'un bleu presque noirâtre aux oreilles et aux lèvres ; il s'accompagne de dilatations vasculaires, de sorte que les petites veines sous-cutanées sont très visibles. Les jugulaires externes sont tendues sous le doigt et animées de battements systoliques. Les troubles fonctionnels sont très intenses : grande gêne respiratoire au point d'empêcher la parole, déglutition impossible au point que le malade laisse couler sa salive par intensité de l'œdème bucco-pharyngé ; vertiges, étourdissements, céphalée continue et douloureuse, somnolence voisine du coma.

L'examen du poumon ne révèle aucune lésion sur le compte de laquelle on aurait pu mettre la dyspnée. Au cœur, double souffle de l'orifice aortique, se propageant vers la clavicule. Pouls régulier, faible, à 90, sans aucune différence entre les deux pulsations radiales. Urines rares, sans sucre ni albumine. La température est normale, et à la mort survenue deux jours après l'entrée du malade à l'hôpital, la température rectale était de 35°,5 (le malade ne pouvant plus s'alimenter que par des lavements nutritifs).

A l'*autopsie*, dilatation fusiforme de l'aorte ascendante, présentant sur sa partie latérale un petit anévrysme cupuliforme ; celui-ci comprimait la veine-cave supérieure dans laquelle il s'était invaginé de telle façon, qu'en ouvrant la veine, on ouvrit en même temps l'anévrysme. Cette compression ne laissait qu'une très petite lumière vasculaire ; mais, la circulation dans la veine azygos pouvait se faire librement, puisque son orifice n'était pas oblitéré par la tumeur. Il y avait insuffisance aortique, et hypertrophie du cœur. (*Bulletin de la Soc. anat. de Paris*, 1898.)

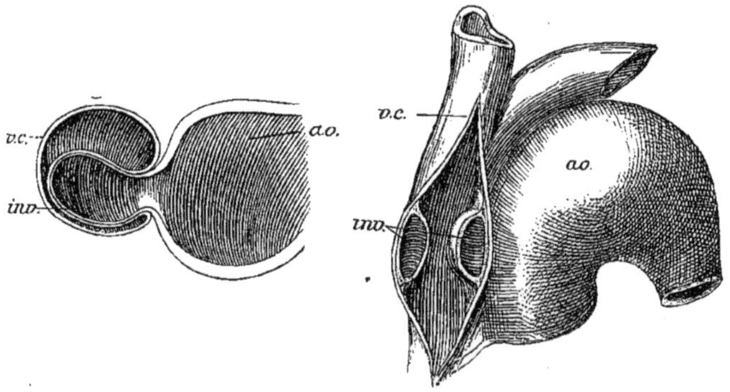

Fig. 126-127. — Anévrysme cupuliforme de l'aorte ascendante comprimant par invagination la veine cave supérieure.

I. (*Figure à droite*) : *ao*, aorte ; *inv*. portion de l'aorte invaginée dans la veine cave supérieure ; *v, c*, veine cave supérieure ouverte dont la lumière est considérablement rétrécie par l'invagination aortique ; la veine cave est ouverte par sa paroi antérieure et montre l'anévrysme proéminant dans sa cavité.

II (*Figure à gauche*) : *ao*, aorte ; *inv*, portion de l'aorte invaginée dans la veine cave ; *v, c*, veine cave.

Les muscles sont refoulés, parfois détruits et remplacés par du tissu fibreux.

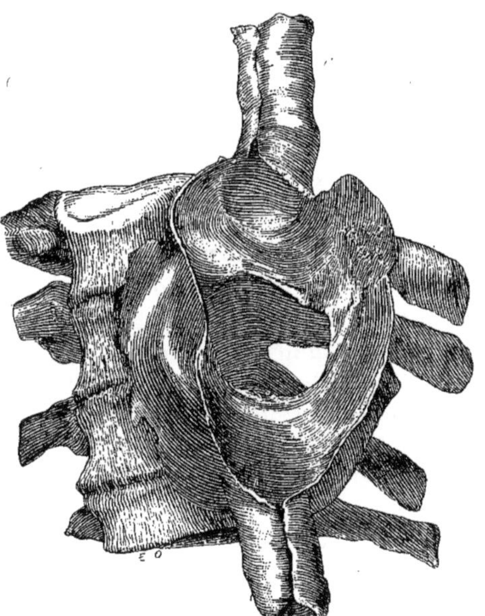

Fig. 128. — Compression de la moelle
(face antérieure).

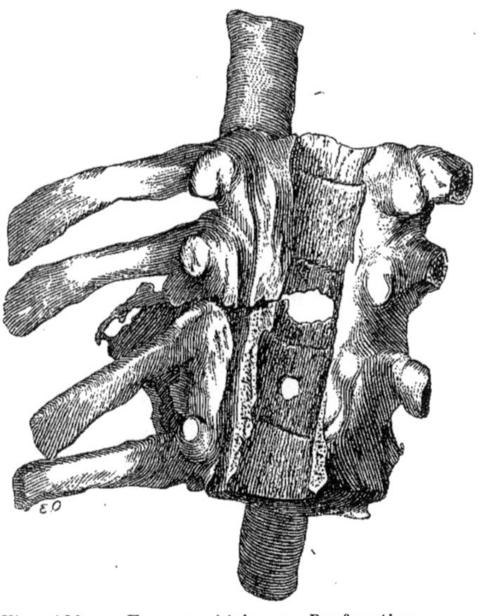

Fig. 129. — Face postérieure. Perforation de deux corps vertébraux que l'ablation des apophyses épineuses rend bien visibles. A gauche, on voit les traces de rupture de la poche dans la cavité pleurale. Compression de la moelle.

Les os (clavicules, sternum, côtes, vertèbres, etc.) sont détruits, fracturés ou même luxés, et les figures suivantes montrent les altérations profondes qu'ils peuvent subir.

Les explications, même les plus singulières, de ces altérations osseuses, n'ont pas manqué : « ichor corrosif » du sang anévrysmal, sorte de propriété dissolvante et chimique du sang sur l'os pour Morgagni et Verbrugge ; augmentation de l'activité absorbante des lymphatiques

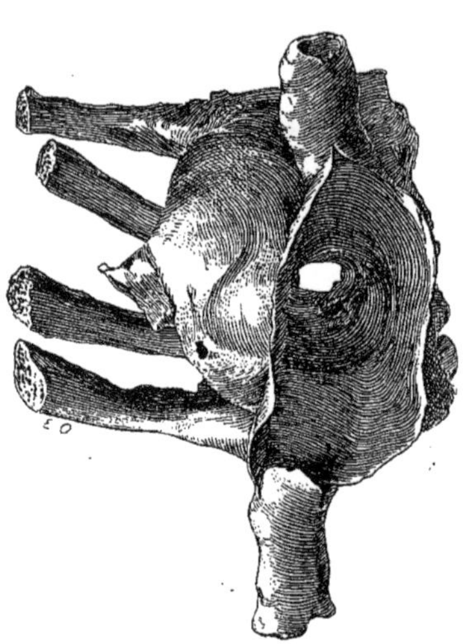

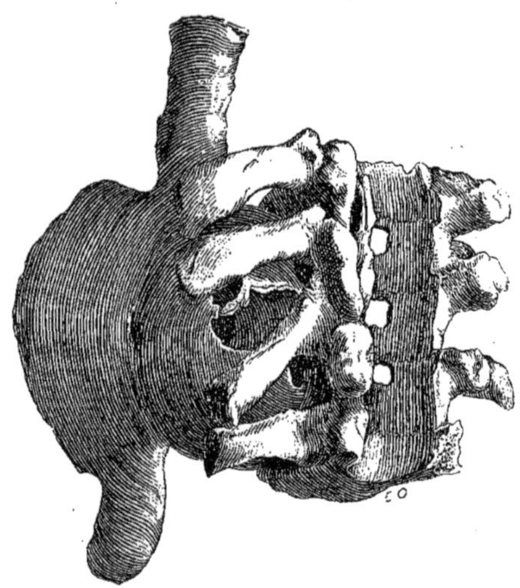

<table>
<tr><td>

Fig. 130. — Perforation de 3 vertèbres par un anévrysme de l'aorte. Mort par compression de la moelle et rupture dans la plèvre.

</td><td>

Fig. 131. — Face postérieure. Luxation de la 9ᵉ côte gauche, 3 perforations des corps vertébraux.

</td></tr>
</table>

pour Hunter et Scarpa ; destruction préalable du périoste pour Hogdson ; action incessante de l'impulsion sanguine contre l'os qui se détruit par une sorte d'usure. Laennec partisan de cette dernière théorie, cherche ainsi à expliquer la raison pour laquelle, au milieu de la destruction presque complète et anfractueuse des vertèbres, les cartilages intervertébraux restent le plus souvent intacts, parce que « le frottement des liquides use moins vite le cuir que le bois et que d'autres corps plus solides ». Aujourd'hui, on a une tendance à admettre l'existence d'une « ostéite raréfiante », et il est à remarquer que Joseph Franck avait déjà indiqué « une inflammation lente communiquée aux os par le sac anévrysmal ». Les corps vertébraux sont détruits souvent dans une grande profondeur, et cependant l'ouverture du sac anévrysmal dans le canal rachidien est assez rare, comme le fait remarquer Laennec qui a cependant cité un cas de ce genre (1825) caractérisé cliniquement par une paralysie subite des membres inférieurs. Souvent, une partie du sac a disparu au niveau des vertèbres ainsi détruites et ce sont elles avec les caillots stratifiés qui forment paroi à la faveur d'adhérences très solides sur les bords. Mêmes effets se produisent sur les côtes, sur la clavicule, sur le sternum qui peut être ainsi perforé de part en part, alors que les cartilages sont moins atteints et simplement portés en avant. La clavicule peut être luxée à son extrémité sternale, comme autrefois Corvisart en a cité un cas. Ce ne sont pas, dit Laennec, les plus grosses tumeurs qui usent le sternum et se portent ainsi en avant ; on a vu des anévrysmes du volume d'un œuf produire cet effet, tandis que d'autres aussi gros que le volume de la tête se sont simplement étendus dans l'intérieur de la poitrine. D'autres fois, des anévrysmes de l'aorte thoracique descendante ou de l'aorte abdominale ont déterminé des déviations rachidiennes et même une brusque et abrupte gibbosité rappelant la déformation du mal de Pott [1].

RUPTURES ANÉVRYSMALES

L'ouverture du sac anévrysmal peut se faire, non seulement à l'extérieur, mais dans presque tous les organes thoraciques ou abdominaux : ventricules et oreillettes, artère pulmonaire et ses branches, péricarde, veines caves, les deux plèvres et surtout celle de gauche, médiastins, poumons, trachée et bronches, œsophage, estomac, duodénum et dans tout le tube intestinal, voies urinaires, canal rachidien. Ces ruptures diverses, au moins les plus importantes, seront étudiées d'après le siège des anévrysmes. Le tableau suivant, où sont réunies les principales ruptures anévrysmales consignées dans les *Bulletins de la société anatomique de Paris* depuis 1826 jusqu'à ce jour, montrent ainsi approximativement leur degré de fréquence :

Plèvre { gauche	27
{ droite	10
Péricarde	25
Bronches { gauche	14
{ droite	2
Les deux bronches	3
Trachée	17
Poumon gauche	10
OEsophage	6
Oreillette droite	1
Médiastins	4
Artère pulmonaire	3
Veine cave supérieure	3
Sous le péritoine	9
Péritoine	9
Gaine du psoas	2
A reporter	143

[1] Les figures 128-131 sont dues à BOINET (de Marseille).

	Report. 143
Duodénum.	1
Extérieur.	8
Canal rachidien	1
Tissu cellulaire de la paroi thoracique antérieure	2
Mort sans rupture	93
	250

Rupture dans le péricarde. — Elle a été signalée surtout par Morgagni qui en a donné six observations, puis par Scarpa et Hogdson. Depuis ces auteurs, et quoique Laennec n'ait pas observé cette terminaison, beaucoup d'exemples de ce genre ont été rapportés. On a même vu des anévrysmes extra-péricardiques, des anévrysmes de la crosse et de l'aorte abdominale aller s'ouvrir dans le péricarde. Dans ce dernier cas, il s'agissait d'anévrysmes disséquants, comme le démontre le fait suivant : A la suite de symptômes très vagues (souffle systolique à la pointe, œdème des membres inférieurs, dyspnée, douleurs épigastriques fixes, vomissements incoercibles), la mort survient presque subitement, et l'on trouve à l'autopsie, sans aucune trace d'inflammation de la séreuse, un épanchement sanguin intra-péricardique qui avait commencé à quatre travers de doigt au-dessus de la bifurcation de l'aorte abdominale et qui avait ainsi infiltré la membrane moyenne du vaisseau dans toute son étendue[1]. D'autres faits semblables ont été cités, relatifs à des anévrysmes disséquants venant de l'aorte thoracique ou de l'artère innominée.

Au sujet des anévrysmes de l'aorte ascendante ouverts dans le péricarde, Scarpa a bien fait voir qu'il y a là des circonstances particulières de lieu et de structure, en vertu desquelles, à l'instant où les tuniques propres de l'aorte se rompent, la membrane mince qui la revêt (péricarde) se rompt avec elles, et le sang s'épanche tout aussitôt dans le péricarde. Dans la seule observation qu'il donne et relative à un soldat syphilitique âgé de 22 ans, il remarque judicieusement que la lame mince et réfléchie du péricarde presque dépourvue de tissu cellulaire avait fini par se rompre parce qu'elle ne pouvait pas supporter une plus grande extension, et ce n'est pas ainsi que les choses se passent, ajoute-t-il, dans tout le reste de l'aorte où « la gaine celluleuse de cette artère, loin d'être une membrane subtile, tendue et fortement adhérente à la tunique musculaire, comme dans l'intérieur du péricarde, forme au contraire une enveloppe pulpeuse, lâche et fort extensible, ce qui la rend propre à céder à l'impulsion du sang artériel qui s'extravase, et à se transformer en un sac fortifié à l'intérieur par les couches polypeuses, à l'extérieur par la plèvre ou le péritoine, et capable de s'opposer pendant un temps assez considérable à l'effusion du sang dans la poitrine ou le bas ventre. » Nous avons tenu

---

[1] Cornil et Martin (*Soc. de biologie*, 1874).

à rapporter cette citation, sans rien y retrancher, parce qu'elle donne une bonne explication du grand développement que prennent souvent les anévrysmes de l'aorte thoracique descendante et surtout de l'aorte abdominale.

Quelques années plus tard, Hogdson faisait également remarquer que le volume pris par la tumeur dépend des organes voisins, de leur extensibilité et de la quantité plus ou moins considérable de tissu cellulaire ; il montrait qu'à l'origine de l'aorte, les tissus ambiants étant minces et non extensibles, le sac se déchire avant d'être parvenu à un gros volume. Il faisait encore remarquer que la rupture s'accomplit d'après des mécanismes différents : presque jamais par déchirure, mais surtout par suppuration ou par escharification des téguments lorsque la tumeur s'ouvre au dehors, ou encore dans une cavité tapissée par une membrane muqueuse, comme l'œsophage, les intestins ou la vessie ; par déchirure simple lorsque la tumeur s'ouvre dans une cavité revêtue d'une membrane séreuse, comme la plèvre, le péricarde, le péritoine. « J'ai examiné, ajoute-t-il, des anévrysmes qui s'étaient ouverts dans les cavités du péricarde, de la plèvre ou du péritoine, et j'ai toujours trouvé l'ouverture anévrysmale faite par déchirement et non par escarre ; d'un autre côté, j'ai vu que tous ceux qui s'étaient ouverts à la surface du corps ou dans les cavités garnies par des membranes muqueuses, l'avaient fait par escarre et ulcération, non par déchirement. » Tout cela est parfaitement exact, comme nous le verrons au sujet des ruptures anévrysmales dans l'œsophage, les voies aériennes et la cavité péritonéale. Ces constatations anatomiques ont leur utilité en clinique.

Il est encore utile d'ajouter que la rupture se fait le plus souvent à la partie antérieure ou postérieure et à droite, rarement à gauche, qu'elle est presque toujours transversale et moins souvent verticale, que son lieu d'élection se trouve à 1, 2 et même 5 centimètres au-dessus des valvules sigmoïdes, que parfois elle est très petite, admettant à peine une tête d'épingle, ce qui explique la lenteur relative des phénomènes observés. Dans sa thèse inaugurale (1880) Godart a noté, sur 41 cas qu'il a recueillis jusqu'à cette époque : 36 fois la mort *subite* ; 3 fois, la mort *rapide* en quelques heures, douze ou seize heures ; 3 fois la mort *lente*, en plusieurs jours. La quantité de sang renfermée dans le péricarde (en caillot ou en sang liquide) varie entre 30 et 500 grammes, et on cite une observation où elle atteignait 1500 grammes. Au moment où l'épanchement sanguin se produit, la tension artérielle baisse considérablement pour deux raisons : 1° par suite de l'hémorrhagie ; 2° par suite de la diminution de volume des ondées aortiques en raison de la compression du cœur et surtout de ses parties les moins résistantes, c'est-à-dire

des oreillettes. Mais, le plus ordinairement, on ne peut constater cette
chute rapide et considérable de la tension artérielle, puisque la mort subite
est la terminaison habituelle de la rupture des anévrysmes dans la cavité
péricardique, et que dans un certain grand nombre de cas, il s'agit d'anévrysmes latents ou disséquants. La mort subite peut s'observer avec une
faible quantité de sang épanché, ce qui s'explique par le peu d'extensibilité
du péricarde, fait qui n'avait pas échappé à Morgagni à propos des plaies
du cœur. La compression de cet organe par l'épanchement sanguin est
la cause de la mort, et l'on comprend que celle-ci soit le plus souvent
subite, quelquefois rapide ou lente, en raison même de la rapidité variable
de l'épanchement.

Rupture dans les voies aériennes. — Jusqu'à Laennec, on regardait
comme très rare, la rupture des anévrysmes de l'aorte dans les voies
aériennes, et à part une curieuse observation de Malloet en 1732 dans
les mémoires de l'Académie des sciences, trois autres cas publiés par
Richerand (*Soc. méd. d'émulation*, 4ᵉ année), on ne trouve que quelques
faits épars dans la science. Il appartenait à l'auteur de l'auscultation de
montrer au contraire la fréquence relative de cet accident : « Souvent
l'anévrysme de l'aorte ascendante ou de la crosse comprime la trachée
artère ou l'un des deux troncs bronchiques, les aplatit, use leurs cerceaux cartilagineux, et finit, en s'y ouvrant, par produire une hémoptysie
subitement mortelle. » Or, cette terminaison par « hémoptysie *subitement*
mortelle n'est pas la seule observée, et l'anatomie pathologique nous
démontrera la raison de petites hémoptysies, plus ou moins répétées,
plus ou moins prolongées.

Les ruptures peuvent s'effectuer dans la trachée et les bronches, dans
les poumons, dans les plèvres surtout dans la plèvre gauche.

Dans la *trachée* et les *bronches*, les ruptures se font comme pour
l'œsophage, selon le mode ulcératif, et il est à remarquer que les cerceaux
cartilagineux, à la suite d'une compression plus ou moins longue, résistent
longtemps à la destruction par usure ou inflammation ; on les trouve souvent infiltrés de substance calcaire.

La lésion importante existe sur la muqueuse trachéale ou bronchique
et consiste dans la production d'ulcérations si petites qu'on leur a donné
le nom de cribriformes. On comprend alors que les hémoptysies soient
d'abord peu copieuses, consistant en quelques crachats striés de sang
et que l'hémoptysie terminale et abondante soit retardée, surtout lorsque
ces petites perforations sont comblées par des caillots. Dans une observation de Malherbe, (1859) un gros anévrysme de la crosse de l'aorte,
adhérait intimement à la partie inférieure de la trachée et à la bifurcation

des bronches qu'elle comprimait ; celle de gauche plus aplatie que la droite présentait antérieurement cinq perforations d'un très petit diamètre dont l'une plus grande avait détruit l'un des cerceaux cartilagineux et avait donné passage au sang ; les autres étaient obstruées par les caillots. Dans ce cas, l'hémoptysie terminale avait été pendant plusieurs jours précédée par quelques crachats sanguinolents.

D'autres fois les ulcérations sont plus grandes, comme à l'emporte-

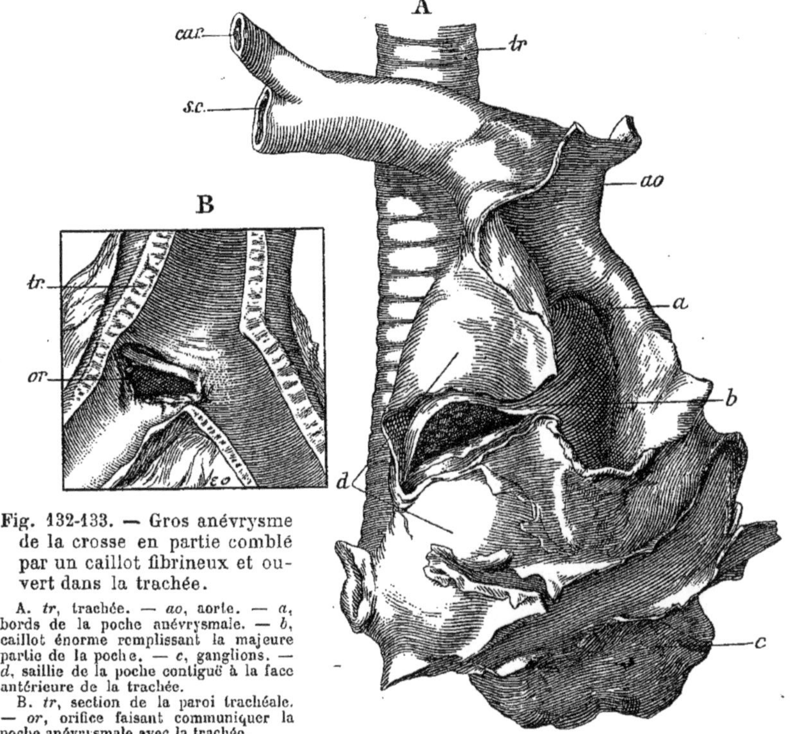

Fig. 132-133. — Gros anévrysme de la crosse en partie comblé par un caillot fibrineux et ouvert dans la trachée.

A. *tr*, trachée. — *ao*, aorte. — *a*, bords de la poche anévrysmale. — *b*, caillot énorme remplissant la majeure partie de la poche. — *c*, ganglions. — *d*, saillie de la poche contiguë à la face antérieure de la trachée.

B. *tr*, section de la paroi trachéale. — *or*, orifice faisant communiquer la poche anévrysmale avec la trachée.

pièce, ce qui démontre souvent que l'inflammation n'y a aucune part. En tout cas, le processus morbide semble marcher de la trachée vers l'artère anévrysmale, comme Ordonneau le fait remarquer[1] et comme le montrent les deux figures ci-dessus relatives à un de nos malades. D'autres fois, le mécanisme de la rupture se fait par gangrène d'une portion limitée de la muqueuse trachéale, et la chute de l'eschare établit une communication entre l'anévrysme et la trachée ou les bronches, comme il résulte d'une

[1] *Thèse de Paris* 1875.

observation de Hogdson où la tumeur communiquait avec la trachée par une ouverture qui paraissait en partie le résultat d'une eschare ou d'une ulcération, et cette ouverture pouvait admettre une plume à écrire. — Dans des cas beaucoup plus rares, on a vu la tumeur anévrysmale, après avoir résorbé une partie des cerceaux cartilagineux, faire saillie dans l'intérieur de la trachée où elle donnait lieu à un suintement sanguinolent.

Comme on le voit, l'anatomie pathologique rend compte des deux sortes d'hémoptysies que l'on observe à la suite de la rupture des tumeurs anévrysmales dans les voies aériennes : hémoptysies *foudroyantes* signalées par Laennec et se terminant par la mort en quelques secondes ou en quelques minutes ; *petites hémoptysies* répétées, comme intermittentes par suite de l'existence de caillots faisant pendant quelque temps office de soupape, ou permettant au sang de s'infiltrer entre les parois internes de l'anévrysme et ses caillots feuilletés. L'hémorrhagie peut se faire ainsi goutte à goutte, les petites hémoptysies se produire pendant huit ou quinze jours avant la mort, comme j'en ai vu deux cas. Parmi les dix cas cités par Gairdner (1844), se trouve le fait bien curieux du chirurgien Liston qui fut longtemps regardé comme atteint de phtisie et qui ne mourut que six mois après avoir eu, à la suite de la rupture d'un anévrysme dans la trachée, d'assez nombreuses et petites hémoptysies. On a même cité des faits où la mort n'est survenue qu'après trois ou quatre ans. Mais, lorsque les hémorrhagies sont peu abondantes, caractérisées seulement par le rejet de crachats striés de sang, il y a lieu de se demander si celui-ci, dans les cas d'aussi longue survie, ne vient pas pas plutôt de l'ulcération de muqueuse trachéale, que de la rupture anévrysmale, ou encore si l'expectoration n'est pas due dans certains cas d'abord à une transsudation du sérum du contenu anévrysmal dans une bronche à la faveur de l'amincissement des deux parois adossées. C'est ainsi que les choses se sont passées dans le cas suivant :

Le malade rend d'abord des crachats abondants, très visqueux et filants, riches en albumine, « remarquables par une coloration rosée, framboisée, » ressemblant à la gelée de groseilles, comme s'il s'agissait d'un cancer du poumon. Puis, trois semaines après, l'expectoration change de caractère (crachats franchement hémoptoïques, dus sans doute à la rupture de la poche). A l'autopsie, on trouve à l'origine de la bronche droite un orifice d'un centimètre, communiquant avec l'anévrysme. Celui-ci siégeait à l'origine même de l'aorte et sa cavité était tapissée de caillots stratifiés remontant jusqu'à l'orifice de communication avec la trachée où il formait une sorte de valvule [1].

---

[1] Miraillié. *Soc. anatomique*, 1892.

En tout cas, sauf dans les faits où la maladie reste latente, ou encore dans ceux où elle se complique de tuberculose pulmonaire, le diagnostic de l'hémoptysie peut se faire en s'appuyant sur les symptômes antérieurs de la compression des voies aériennes (cornage, dyspnée, diminution ou abolition du murmure vésiculaire dans l'un des côtés de la poitrine).

La rupture de l'anévrysme dans le *tissu cellulaire du médiastin* est relativement rare, surtout lorsqu'elle reste isolée et ne s'accompagne pas d'épanchement sanguin dans la plèvre. Dans ces cas, la mort survient, soit par l'abondance de l'hémorrhagie, soit par des compressions multiples. Ainsi, dans un cas[1], l'hématome médiastinal s'était répandu vers le cou en fusant du côté du larynx, ce qui expliquait le gonflement subit et considérable du cou dans les derniers moments de la vie ; il avait comprimé les jugulaires, les nerfs pneumogastriques et les récurrents, d'où stase veineuse cervicale, phénomènes d'asphyxie et de cyanose. Cet hématome était arrivée à englober les organes suivants : l'origine de la carotide de la sous-clavière droite, la trachée qui n'était point comprimée, l'œsophage, les pneumogastriques et les récurrents, les deux veines jugulaires.

Rupture dans l'œsophage. — Les lésions de l'œsophage viennent par ordre de fréquence immédiatement après celle des voies aériennes.

Autrefois, Mondière (1833) puis Lebert avaient pensé que la perforation de l'œsophage avait lieu par usure sans inflammation. Dans une communication importante à la Société anatomique (1861), Millard démontra que cette perforation a lieu le plus souvent par gangrène, et Leudet confirma la même année cette manière de voir. L'eschare de la muqueuse œsophagienne est plus ou moins étendue ; la paroi interne peut être sphacélée, alors que les couches externes restent intactes, enfin il peut y avoir ulcération sans perforation, ce qui détruit l'hypothèse de l'usure, et d'autre part, comme pour les voies aériennes, il peut y avoir ulcération de la muqueuse œsophagienne, sans grande compression de l'œsophage. Leudet (1864) dans une observation où il signale un travail de destruction commencée à la face interne de l'œsophage, insiste sur « l'absence d'adhérence étroite du canal alimentaire avec la tumeur anévrysmale et le défaut d'épaississement du tissu cellulaire ». On peut sans doute attribuer ces ulcérations à la compression du pneumogastrique, comme on voit l'atrophie des muscles du larynx succéder à la compression et à la lésion des nerfs récurrents.

[1] Kuss. *Soc. anatomique*, 1896.

La dysphagie manque souvent[1] ; d'autres fois, elle est continue et intense, pouvant varier d'intensité, ce qui fait penser à un spasme, cessant momentanément après l'hémorrhagie œsophagienne qui amène la réduction de volume de la tumeur anévrysmale. La dysphagie peut durer pendant des mois, pendant une année, la perforation œsophagienne se faire en quelques jours ou très lentement. Tantôt la mort est rapide, en quelques minutes (vomissement de sang très abondant et rutilant) sans être annoncée par aucun symptôme antérieur pouvant faire croire à un dénouement fatal. Tantôt elle est plus lente, comme dans une observation de Leudet (1851) où le malade rendit sans dysphagie environ un quart de litre de sang ; les hémorrhagies se répétèrent quatre fois encore et la mort ne survint que trois jours après. A l'autopsie, on trouva un anévrysme communiquant avec l'œsophage par une ouverture régulière permettant le passage de l'index. Enfin, il peut y avoir, comme dans un fait déjà ancien, rapporté par Jackson (1847) à la fois rupture dans la bronche gauche et l'œsophage ; un grand flot de sang s'échappe par la bouche et le nez, le malade succombe rapidement à une hématémèse et à une hémoptysie foudroyantes.

Rupture dans l'artère pulmonaire. — Comme Laennec l'a fait remarquer, les anévrysmes de l'aorte ascendante s'ouvrent rarement dans l'artère pulmonaire, et il ne cite que le fait de Payen et Zeink présenté (1819) à la Société de la Faculté de médecine. En 1883 et en 1885, L. Brocq[2] qui a étudié cette question d'une façon complète, n'a pu en réunir que douze cas probants.

L'orifice de communication, le plus souvent à 2 centimètres au-dessus de l'insertion valvulaire, se trouve toujours dans le tronc de l'artère pulmonaire, sauf pour un seul cas, celui de Tinny[3] où il existait dans sa branche droite ; il a tantôt la forme d'une fente à bords irréguliers ou déchiquetés, tantôt une forme arrondie ou ovalaire, à bords lisses et polis ; enfin, ses dimensions sont très variables. La rupture peut se faire sur le même sujet dans une autre cavité viscérale, surtout dans le ventricule droit.

Cet accident a pour résultat de porter une sérieuse atteinte à la circulation du ventricule droit et de déterminer une stase très accusée dans

---

[1] MAYNE (1850), cité par Stokes, avait constaté à l'autopsie d'un malade mort d'un anévrysme de la portion ascendante de l'aorte, l'existence de deux ou trois ulcérations de la muqueuse œsophagienne. Pendant la vie, il n'y avait pas eu de dysphagie ; mais dans les derniers jours de son existence, le malade s'était plaint d'une douleur causée par le passage des aliments solides.

[2] *Soc. anatomique*, 1880, et *Revue de médecine*, 1885-1886.

[3] *Dublin journal of med. sc.*, 1880.

tout le système veineux, ainsi que Thurnam l'a bien indiqué : « Le passage à travers les poumons, d'un mélange de sang noir et de sang rouge, agit probablement comme un stimulant anormal et irritant des organes respiratoires, d'où la dyspnée, la toux, une sécrétion broncho-pulmonaire, visqueuse, teintée de sang, d'où encore la production de foyers congestifs. » Enfin, l'hématose est profondément troublée par suite d'une quantité plus ou moins considérable de sang déjà artérialisé pénétrant dans l'artère pulmonaire et immobilisant ainsi une quantité égale de sang veineux qui ne peut venir se vivifier au contact de l'air. L'hypertrophie du ventricule droit qui s'observe presque toujours dans ces cas ne peut ainsi jouer un rôle compensateur.

Ruptures à l'extérieur. — Cette terminaison est rare, puisque sur un total de 350 anévrysmes que j'ai réunis, on ne la constate que 21 fois. Elle est préparée le plus souvent par la dégénérescence et la fonte granuleuse que subissent les caillots; alors, la pression intracavitaire détermine dans la masse fibrineuse des anfractuosités multiples et irrégulières dans lesquels s'infiltre le sang en formant de véritables fjords sanguins. La paroi elle-même, cessant d'être soutenue et murée, en quelque sorte, par les couches fibrineuses, finit par céder, s'enflammer et se rompre. D'autre part, il se produit dans l'intérieur même des masses fibrineuses des espaces lacunaires, propres sans doute, d'après Vulpian, à préparer une sorte de réseau caniculaire pour la circulation intra-cavitaire, mais capables aussi de devenir le point de départ de l'infiltration du sang dans l'intérieur des caillots.

La figure suivante, due à Boinet (de Marseille), quoiqu'elle soit destinée à montrer la paroi d'un anévrysme guéri spontanément, nous indique la disposition d'une de ces lacunes. On y voit d'autre part l'oblitération complète des vasa-vasorum dans la tunique externe, oblitération privant souvent la paroi de ses principaux éléments de nutrition.

La rupture à l'extérieur est annoncée par les phénomènes suivants : Au niveau de l'anévrysme, qui depuis quelque temps prenait dans un point un développement insolite et « pointait », comme on le dit, on sent que le liquide sanguin n'est séparé de la main que par une paroi fort mince ; la peau devient rouge, tendue, chaude, luisante et comme vernissée, puis d'un rouge violacé, et finit par se mortifier. De nouvelles eschares se produisent parfois à côté, et le plus souvent on voit sourdre d'abord un léger suintement sanguin qui peut persister pendant plusieurs jours ou semaines, se terminant ensuite brusquement par une hémorrhagie foudroyante. Celle-ci est cependant exceptionnelle, et la disposition des caillots en *soupape* ou en *grelot*, permettant le fractionnement de ces hémorrhagies, laisse parfois une survie assez longue. A ce sujet, les faits cités par Stokes offrent un grand intérêt.

Chez une femme observée par Osborne et Montgomery, atteinte d'un anévrysme ayant détruit la partie inférieure du sternum, la peau recouvrant la tumeur s'était détachée avec les parties sous-jacentes et l'on aper-

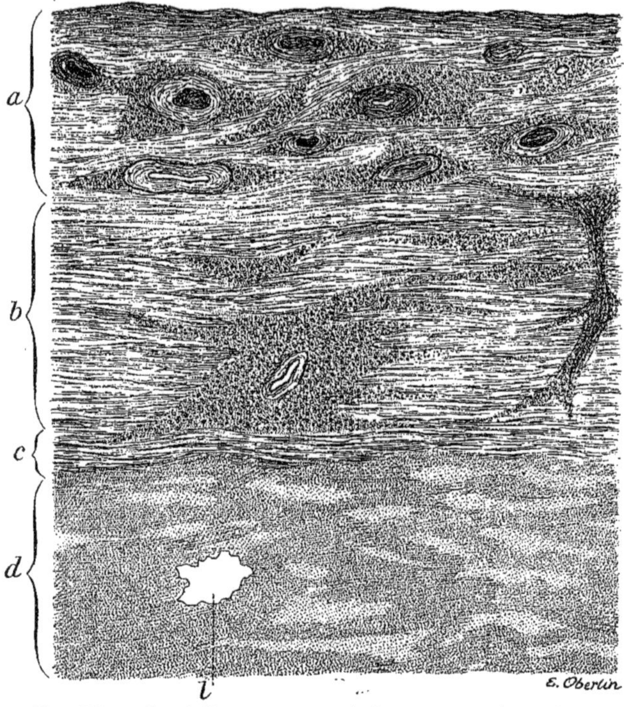

Fig. 134. — Paroi d'un anévrysme de la crosse guéri spontanément.

a, *tunique externe* : oblitération des vasa-vasorum ; endartérite proliférative ; amas de cellules embryonnaires, surtout à leur périphérie ; — *b, tunique moyenne* : fibres élastiques atrophiées, dissociées par des traînées de cellules embryonnaires dont les amas sont plus abondants autour d'un vaisseau de nouvelle formation ; — *c, tunique interne* altérée ; — *d*, couches stratifiées de caillots fibrineux au milieu desquels se trouve en *l*, un espace lacunaire,

çut alors une petite masse fibrineuse. A chaque mouvement systolique du cœur, le caillot avançait de manière à fermer l'orifice cutané ; il rétrogradait au moment de la diastole par un mécanisme analogue à l'occlusion de l'ouverture d'une flûte. Quelques jours après, le caillot cède, une grande quantité de sang s'échappe et la mort eût été instantanée sans la présence d'esprit d'une infirmière qui, saisissant un tablier de coton, en enfonça une partie dans la plaie de manière à en oblitérer l'ouverture. Pendant longtemps, ajoute Stokes, cette malade, en apparence bien portante, offrit un spectacle extraordinaire, son existence dépendant de l'appui précaire d'un chiffon qui semblait à chaque battement de cœur sur le point d'être expulsé. Elle finit naturellement par succomber. — D'autres faits semblables ont été signalés par Smith, Harrison et Néligan. L'observation de ce dernier auteur mérite d'être résumée. A l'extrémité supérieure de la tumeur anévrysmale se trouvait un petit orifice « muni d'un véritable appareil valvulaire » et communiquant avec elle par un petit canal vraisemblablement sinueux. Par cette ouverture, il s'était échappé depuis une année plusieurs fois du sang, et l'hémorrhagie, parfois très abondante, se faisait par un écoulement continu.

D'autres fois, la disposition même du sac retarde, après rupture, l'échéance fatale. Ainsi, dans une observation récente, il s'agissait d'un anévrysme présentant trois poches : l'une aortique et fusiforme, la seconde rétro-sternale et sacciforme, la troisième présternale ou externe et diffuse. L'interposition de la poche rétro-sternale entre la dilatation fusiforme de l'aorte et la poche externe expliquait la lente évolution de la perforation, le ralentissement du courant sanguin et la formation de caillots dans la poche externe, raisons pour lesquelles l'hémorrhagie n'a pas été foudroyante et la mort n'est survenue qu'après trois semaines [1].

Enfin la rupture, au lieu de se faire d'emblée à l'extérieur, s'accomplit dans le tissu cellulaire sous-cutané, complication assez rare et dont voici un exemple : Chez une femme de 60 ans atteinte d'un anévrysme de l'aorte saillant à l'extérieur, le sang épanché dans le tissu cellulaire soulève toute la région mammaire et remplit le creux de l'aisselle. Le pouls est petit et fréquent à la radiale gauche ; il est absent à la radiale droite en raison de la compression éprouvée par l'artère axillaire. La pression exercée par l'épanchement sur le plexus brachial se traduit par d'intolérables douleurs occupant tout le membre supérieur. Le lendemain, le sang a abandonné la cavité axillaire pour se répandre dans le tissu cellulaire de la paroi latérale du thorax qu'il infiltre dans une étendue limitée en haut par la clavicule, en dedans par le sternum, en bas par les fausses côtes, en arrière par le bord interne de l'omoplate. La malade meurt trois jours après la rupture de l'anévrysme [2].

En un mot, lorsque la poche anévrysmale se rompt à l'extérieur, la mort peut être subite, rapide (en quelques minutes ou en quelques heures), souvent lente (en plusieurs jours et même en plusieurs mois), cette lenteur de la terminaison s'expliquant par des dispositions anatomiques spéciales dont nous n'avons indiqué que les principales variétés.

[1] SERGENT (*Soc. anatomique*, 1895).

[2] RAUZIER et HOUEL (*Journal des Praticiens*, 1890). — PÉTROVITCH. MARI (*Thèse de Paris*, 1890 et 1894).

Guérison spontanée

Étudier les divers modes de guérison spontanée des anévrysmes, c'est souvent indiquer, comme le dit Hogdson, « la manière d'aider la nature dans ses méthodes curatives ». Les premières observations datent : de Saviard (1635) et Foubert (1765), de J.-L. Petit (1765) lequel publia un fait fort intéressant de guérison spontanée d'un anévrysme de la carotide primitive ; de Desault, Baillie et Guattani qui observèrent, à la fin du siècle dernier, des anévrysmes de la carotide et de la poplitée guéris spontanément. Ensuite, au commencement de ce siècle (1815) Hogdson, puis Broca en 1856, tentèrent de fixer la science à ce sujet.

Nous ne parlerons pas de tous les modes de guérison admis par beaucoup d'auteurs, soit parce qu'ils ne peuvent s'appliquer aux anévrysmes de l'aorte, soit parce qu'ils ont été ensuite reconnus comme erronés : à la suite de la rupture d'un anévrysme, compression du sang épanché sur les deux bouts de l'artère au point d'en amener l'oblitération, d'après Wardrop et Cooper ; imperméabilité de l'artère par inflammation de son bout supérieur et production d'un bouchon de lymphe plastique, d'après Crisp ; oblitération de l'orifice de communication de l'artère avec l'anévrysme par un caillot détaché du sac, pour Richter ; ou encore oblitération de l'artère au-dessous du sac par des caillots fibrineux venus de l'anévrysme, pour Hart. Nous retiendrons surtout deux modes de guérison spontanée.

1° Oblitération de la partie supérieure ou inférieure du vaisseau artériel par la compression de la tumeur anévrysmale exercée sur lui. (Éverard Home, 1793 ; Hogdson 1815.) — A ce sujet, un anévrysme ne possède jamais une force d'expansion suffisante pour supprimer le passage du sang dans sa propre artère, et Broca fait remarquer qu'en supposant la chose possible, le sac anévrysmal ne recevant plus de sang, devrait se vider dans le bout inférieur du vaisseau, s'affaisser et cesser de comprimer le bout supérieur, ce qui lui rendrait aussitôt sa perméabilité.

2° Formation de caillots fibrineux dans le sac, cette coagulation étant due à plusieurs causes : à la stagnation ou au ralentissement du cours du sang ; à la lésion de la membrane interne du vaisseau devenue inégale et rugueuse ; quelquefois à l'inflammation modérée du sac. L'oblitération de la poche anévrysmale, par suite d'un dépôt de coagulum lamelleux dans sa cavité, est le mode par lequel s'effectue un assez grand nombre de guérisons spontanées d'anévrysmes. En voici quelques exemples : Sur le cadavre d'un homme mort en 1799, Corvisart trouve à la partie antérieure de la courbure de l'aorte, une tumeur de la grosseur d'une noix sous forme de poche fibreuse renfermant « une substance moins consistante que du suif, et d'une couleur rouge foncé assez semblable d'ailleurs aux caillots de sang anciennement formés qui adhèrent à l'intérieur des parois des poches anévrysmales ». En 1786, en disséquant un sujet avancé en âge, il avait déjà fait une observation analogue sur « l'aorte ventrale qui présenta deux ou trois tumeurs tout à fait semblables à celle-ci ». — Plus tard, Hogdson publie de nouvelles observations : 1° Celle de Young est relative à un homme de 47 ans atteint d'un anévrysme de la partie antérieure de la crosse de l'aorte près de l'origine de l'artère innominée, et traité par une diète sévère. A l'autopsie, on trouva un sac rempli d'un coagulum très consistant, à surface membraneuse « disposé tout autour, en sorte qu'il restait un petit passage, laissant au sang la liberté de se rendre dans l'artère innominée ». — 2° Une observation de Freer (de Birmingham) concerne un anévrysme du volume d'une petite pomme, saillant à l'extérieur et provenant de la partie antérieure de la courbure de l'aorte. La tumeur était très consistante, « composée de couches solides, mais distinctes de coagulum » d'une apparence blanche et charnue, ne s'étendant pas dans la cavité de l'aorte qui avait conservé en partie son calibre. — 3° Chez un homme de 50 ans soumis à des saignées abondantes, on trouve à la partie postérieure de la courbure de l'aorte près de l'origine de l'artère innominée, une poche anévrysmale de la grosseur d'une noix remplie de couches consistantes de coagulum « ayant la plus grande ressemblance avec les muscles soumis à l'ébullition ; l'ouverture par laquelle le sac communiquait avec l'aorte était fermée par la base du coagulum, mais la cavité de ce vaisseau n'avait rien perdu de son diamètre ».

Ces exemples qui se sont mulitipliés[1] depuis Corvisart et Hogdson nous paraissent suffisants pour démontrer la réalité de la guérison spontanée des anévrysmes aortiques.

Cependant, il faut savoir que l'oblitération anévrysmale peut être suivie de quelques accidents : compression d'une bronche par la poche solidifiée ; rétrécissement de la trachée, collapsus pulmonaire, bronchectasie, ulcération pleurale et abcès des parois thoraciques (Coupland, 1884) ; oblitération de l'aorte abdominale, des artères mésentériques, ayant déterminé des phénomènes de paralysie de la vessie et du rectum (Goodhart, 1876) ; anévrysme de la crosse de l'aorte comblé par les caillots avec oblitération de la carotide gauche (Greenhow, 1876), etc.

Ce sont là, il faut bien le dire, des accidents exceptionnels, et les gué-

---

[1] La thèse de Bresselle (Paris, 1886) comprend la relation de 35 cas de guérison spontanée, et Boinet en cite 60 (*Revue de méd.*, 1897).

risons spontanées des anévrysmes ne sont pas extrêmement rares, puisque Boinet a pu en réunir 60 cas publiés depuis le commencement du siècle. L'oblitération du sac anévrysmal n'est jamais ou presque jamais complète, et alors qu'elle paraît l'être, on voit que le sang s'est creusé un canal au milieu de la masse fibrineuse, comme le montre la

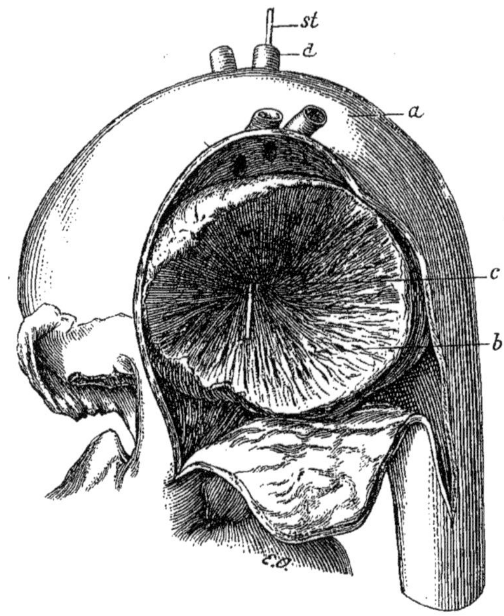

Fig. 135. — Anévrysme de l'aorte ascendante rempli d'un gros gâteau fibrineux a travers lequel un canal étroit conduisait au tronc innominé.

a, anévrysme de l'aorte ; — *b*, masse fibrineuse ; — *c*, orifice du canal intra-fibrineux, conduisant le sang jusqu'à l'artère *d* ; — *st* stylet introduit dans l'artère et canal.

figure ci-dessus due à Rokitansky. A peu de distance des valvules sigmoïdes, l'aorte ascendante et la crosse étaient le siège d'un énorme anévrysme à parois épaisses rempli par une masse fibrineuse. Celle-ci était creusée par un canal pouvant admettre le petit doigt, se rétrécissant de sa base au sommet pour se terminer en une fente étroite au tronc brachio-céphalique.

L'observation publiée par Boinet [1] est des plus instructives, puisqu'il s'agit de trois anévrysmes de l'aorte thoracique guéris. Les trois poches (l'une au-dessous du tronc artériel brachio-céphalique, la seconde à la voûte de la crosse aortique, la troisième au-dessous de la sous-clavière gauche) étaient comblées par une série de couches de fibrine, stratifiées,

[1] *Revue de médecine*, 1897.

parallèles, minces, dures, élastiques et résistantes. Un de ces caillots actifs avait une épaisseur de 6 centimètres et était composé de 36 stratifications fibrineuses, d'autant plus minces, d'autant plus compactes et résistantes, qu'elles se rapprochaient de la périphérie. « On découvre un petit pertuis sinueux, irrégulier, oblique, creusé en rigole, par lequel le sang aortique pouvait pénétrer dans le tronc artériel brachio-céphalique, encore perméable. La carotide gauche était irriguée par un canal de communication, de forme conique, large et évasé au voisinage du courant sanguin aortique, étroit et cylindrique au niveau du point d'émergence de cette artère sur le sac anévrysmal [1]. » Le cours du sang dans la sous-clavière gauche était rétabli par une sorte de circulation lacunaire intra-fibrineuse communiquant avec le canal de dérivation chargé d'irriguer la carotide gauche. Ainsi, malgré l'existence de trois anévrysmes remplis de masses fibrineuses, la circulation sanguine était assurée par un conduit creusé dans leur épaisseur et offrant la même courbure avec le même diamètre qu'une aorte saine. Il s'agissait donc réellement de trois anévrysmes guéris, et la constitution anatomique qu'ils présentaient, explique l'absence de phénomènes stéthoscopiques pendant la vie.

L'examen anatomo-pathologique des *parois* de trois anévrysmes guéris, a été fait par Boinet, et il peut être ainsi résumé : péri-aortite avec dilatation des vasa-vasorum, infiltration considérable de cellules embryonnaires dans les trois tuniques, altérations profondes de l'endartère dont les inégalités, les rugosités, les lésions proliférantes et dégénératives ont favorisé les dépôts de caillots fibrineux. La figure (p. 401) montre bien les altérations de la paroi sur des anévrysmes guéris spontanément. (Voir aussi la figure 136, p. 407).

Si les anévrysmes présentent assez rarement une tendance à la guérison spontanée, c'est parce que les conditions favorables à la coagulation curative sont rarement réunies. Dans deux observations, l'une de Féré [2] et l'autre de Boinet [3], cette coagulation aurait été facilitée par une pneumonie antérieure prédisposant à l'augmentation de fibrine dans le sang. D'autre part, comme Breschet l'avait fait remarquer dès 1819, lorsqu'il existe plusieurs poches anévrysmales, la coagulation dans la poche supérieure a pour résultat de diminuer la force et la rapidité de la circulation dans celles qui sont situées plus bas. Enfin, l'étroitesse du collet du sac anévrysmal et les lésions plus ou moins profondes de ses parois favorisent

---

[1] Cette disposition conique du canal intra-fibrineux rappelle celle de l'observation précédente due à ROKITANSKY.

[2] *Soc. anat.*, 1881.

[3] *Revue de méd.*, 1897.

la formation des caillots actifs. Hogdson ajoutait judicieusement que l'accroissement du sac et sa rupture ultérieure étant dus à la force de la circulation, on devait toujours chercher à diminuer celle-ci pour favoriser la guérison spontanée des anévrysmes. C'est pour cette raison que l'augmentation de la tension artérielle, que la coexistence d'une néphrite interstitielle avec hypertrophie du cœur doivent être considérées comme

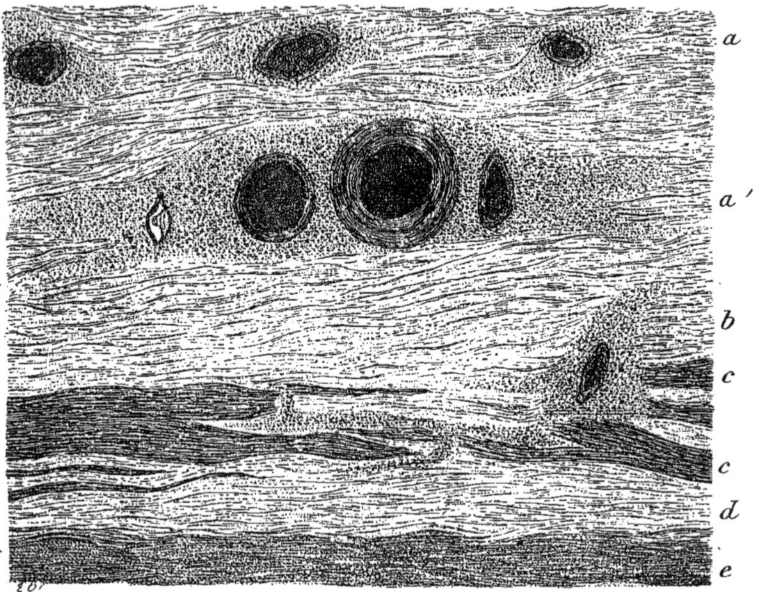

Fig. 136. — Paroi d'un anévrysme de l'aorte spontanément guéri (Boinet).

a.a', vasa-vasorum de la tunique externe. Ils contiennent des caillots très adhérents et solides ; ils sont entourés d'une forte zone de prolifération embryonnaire. Ces jeunes cellules bien colorées par le carmin envoient des traînées dans plusieurs directions ; — *b*, vaisseau se prolongeant dans la tunique moyenne. Ses parois sont environnées d'une couche de cellules embryonnaires qui vont dissocier les fibres élastiques ; — *c*, vestiges de ces fibres élastiques ; — *d*, tunique interne irrégulière, mamelonnée, recouverte d'une couche de leucocytes et de cellules embryonnaires. Ces altérations paraissent avoir une certaine importance dans la formation des caillots fibrineux ; — *e*, couches périphériques de caillots actifs intimement unis à la tunique interne.

des conditions très défavorables pour la guérison spontanée des tumeurs anévrysmales. Il y a là une indication thérapeutique très importante à remplir sur laquelle on n'a pas suffisamment insisté, et l'hypertension artérielle accompagnant un anévrysme quelconque doit être combattue sans relâche. La preuve, c'est que chez un anévrysmatique, l'augmentation continue ou subite de la tension artérielle, par l'existence concomitante de la néphrite interstitielle, par suite d'une alimentation vicieuse, ou pour toute autre cause, peut déterminer plusieurs ruptures artérielles à la fois.

Un homme de 57 ans tombe dans la rue avec une attaque apoplecti-
forme et une hémiplégie gauche. Il meurt en six heures. A l'autopsie, on
trouve, non seulement une hémorrhagie des ventricules cérébraux, mais
encore un péricarde rempli de sang à la suite d'une déchirure de l'aorte
occupant les deux tiers de la circonférence du vaisseau[1]. Ainsi, dans ce
cas, deux ruptures vasculaires à la fois (au cerveau et à l'aorte) ; elles
ne peuvent s'expliquer que par une exagération de pression sur des
artères malades.

Bellingham (1844) guérit un anévrysme poplité droit, puis un anévrysme poplité gauche par la compression, et le malade meurt d'un anévrysme de l'aorte après seize mois. Freeman (de Washington, 1885) guérit un anévrysme de l'artère fémorale par la ligature de l'iliaque externe ;
mais, bientôt le malade succombe, et l'on trouve le péricarde inondé de
sang, venu de la rupture d'un anévrysme aortique.

Au commencement de ce siècle, Hogdson rapporte qu'après la guérison
d'un anévrysme inguinal par la ligature de l'artère iliaque externe droite,
un malade est ensuite opéré par Anderson (ligature de la fémorale) pour
un anévrysme du jarret gauche. Quelque temps après, il meurt d'un
anévrysme de l'aorte abdominale. Burns a encore trouvé chez deux
malades morts pendant des opérations d'anévrysmes poplités, une petite
tumeur anévrysmale à l'origine de l'aorte, qui s'était ouverte dans le
péricarde. A ce sujet, Hogdson s'exprime ainsi : « Si l'opération devient
quelquefois inutile par la rupture d'un anévrysme interne qu'on ne
soupçonnait pas, on ne peut en faire une objection contre l'opération, ou
en accuser l'opérateur. Cela ne prouve rien contre lui, puisque cet évé-
nement peut arriver au plus habile comme au plus ignorant, et qu'il ne
peut être prévu, ni empêché par les connaissances les plus étendues. »

Ces faits prouvent que les conditions de la guérison spontanée ne sont
pas toutes contenues dans la coagulation du sac anévrysmal, et qu'elles
dépendent encore, non seulement de l'état anatomique de la paroi, mais
aussi de sa tension, résultant elle-même de l'augmentation de la pression
vasculaire : double enseignement que nous donnent l'anatomie et la physiologie pathologiques pour l'explication des guérisons spontanées ou pour
la recherche des guérisons provoquées par l'intervention thérapeutique.

---

[1] EDEL (*Berl. Klin. Woch.*, 1894).

XXVI

ANÉVRYSMES DE L'AORTE THORACIQUE

Clinique.

La question clinique des anévrysmes aortiques soulève d'abord quelques difficultés. S'il est facile, dans la grande majorité des cas, d'établir le diagnostic d'une tumeur anévrysmale lorsqu'elle vient faire saillie à l'extérieur, que de causes d'erreurs lorsqu'elle n'est pas apparente, lorsqu'elle comprime seulement quelques organes, à plus forte raison quand elle se trouve dans des régions où ces compressions sont à peine accusées ! Souvent, le diagnostic ne se fait qu'au moment de la mort, à l'occasion d'une hémorrhagie foudroyante, de la rupture de l'anévrysme dans les bronches, le poumon, l'œsophage, la plèvre, les médiastins, ou encore dans la cavité abdominale ; souvent aussi, la maladie reste toujours latente, et les cas ne se comptent plus où l'on mentionne à l'autopsie d'énormes tumeurs anévrysmales complètement méconnues pendant la vie. On croit même parfois se trouver en présence d'un seul anévrysme externe, au creux poplité par exemple, et à l'autopsie, on trouve chez un syphilitique, plusieurs dilatations anévrysmales, à la naissance de l'aorte avec insuffisance sigmoïdienne, à l'aorte ascendante, au tronc brachio-céphalique, à la sous-clavière gauche [1].

Cependant, au point de vue clinique, dans ces dernières années, de grands progrès ont été réalisés, grâce auxquels les erreurs peuvent être évitées, et les cas latents doivent devenir moins nombreux.

Tout d'abord, pour la description clinique des anévrysmes aortiques, une première difficulté se présente. Doit-on, avec la plupart des auteurs, les diviser en anévrysmes de la portion ascendante ou intra-péricardique, de la portion transverse, de la portion descendante ? On sépare ainsi ce que la clinique réunit. Les anévrysmes se jouent des divisions anatomiques. Naissant à l'origine de l'aorte, ils atteignent souvent sa portion

[1] H. HEIBERG. *Nord Magazin f. Lägerid,* 1879.

transverse, et de celle-ci ils franchissent encore les limites de l'aorte thoracique descendante. Par conséquent, pour ne pas multiplier les divisions, pour simplifier la description symptomatique, il est utile de décrire dans deux chapitres séparés : 1° les anévrysmes de l'aorte thoracique ; 2° les anévrysmes de l'aorte abdominale (tout en faisant remarquer encore que les anévrysmes peuvent être à la fois, quoique rarement, thoraciques et abdominaux).

D'autre part, les compressions d'organes et les ruptures anévrysmales faisant partie de la symptomatologie, nous ne les mentionnerons pas dans un chapitre séparé sur les « complications », ainsi qu'on le comprend d'ordinaire. Enfin, la description générale des causes anatomiques des compressions doit précéder cette longue étude clinique.

Causes anatomiques des compressions

Les anévrysmes de la portion ascendante ou intra-péricardique (du cœur à la limite du péricarde), ceux de la crosse ou de la portion transverse (de la limite du péricarde à la bronche gauche), enfin ceux de l'aorte thoracique descendante (de la bronche gauche au diaphragme) présentent une physionomie clinique spéciale, en rapport avec les organes comprimés. La figure suivante permet, pour ainsi dire, de constituer la symptomatologie d'après le siège de la tumeur anévrysmale.

1° *Anévrysmes de la portion ascendante ou intra-péricardique de l'aorte.* — Les organes suivants peuvent être comprimés : en bas, l'auricule droite, l'artère coronaire et le ventricule droits ; à droite et de bas en haut, l'oreillette droite, la veine cave supérieure ; à gauche et de bas en haut, le tronc de l'artère pulmonaire, la branche droite de l'artère pulmonaire ; en arrière, une faible portion de la trachée-artère au niveau de sa bifurcation ; en arrière et en bas, l'auricule gauche ; entre le péricarde et le tronc aortique, nombreux filets nerveux. Il en résulte que cette portion ascendante ou intra-péricardique de l'aorte est pour les anévrysmes, *la zone des compressions vasculaires ou cardiaques.* Plus tard, lorsque la poche anévrysmale vient par son développement, à se mettre en contact avec la paroi sterno-costale, elle détermine des compressions nerveuses et par suite des douleurs sur le trajet des nerfs atteints (nerfs intercostaux, plus rarement le phrénique, plexus brachial).

2° *Anévrysmes de la portion transverse ou crosse de l'aorte* (de la limite du péricarde à la bronche gauche). — Ici, trois divisions, naturellement au point de vue schématique : *a'*), la région supéro-convexe de la crosse ;

b'), la région inféro-concave : c'), la région descendante de la crosse, de l'artère sous-clavière à la bronche gauche.

a'). Pour la région supéro-convexe, les organes suivants peuvent être

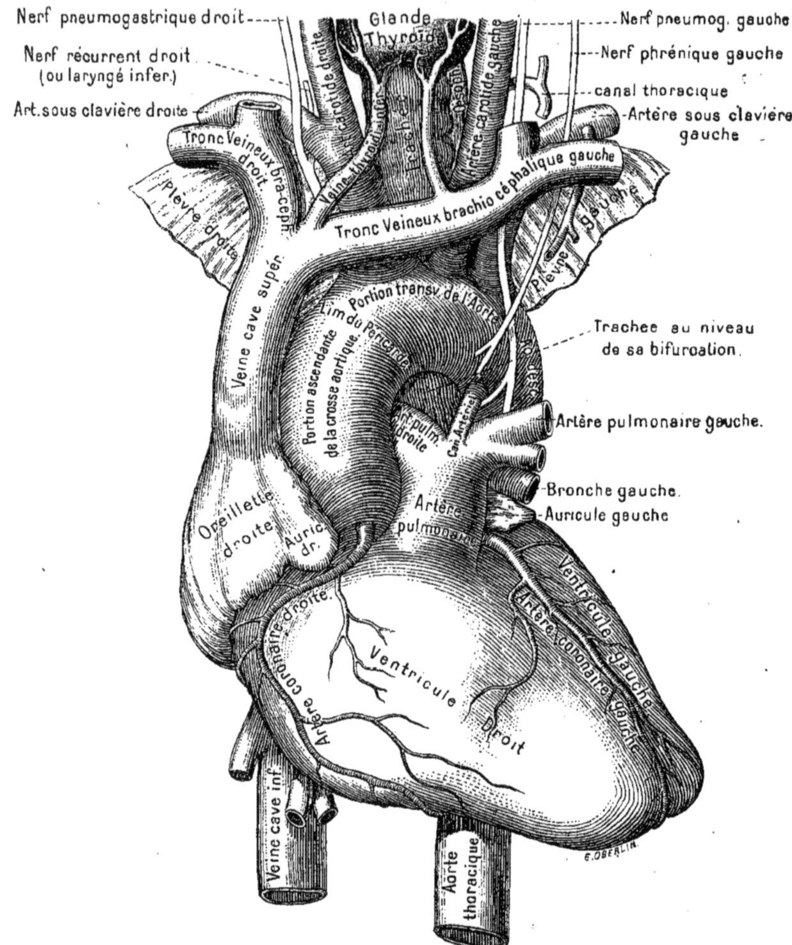

Fig. 137. — Rapports schématiques de la crosse aortique au point de vue des tumeurs anévrysmales (figure de GRAY, un peu modifiée).

comprimés : à droite, la partie supérieure de la veine cave supérieure, le tronc veineux brachio-céphalique droit, rarement le nerf pneumogastrique droit ; en haut, le tronc veineux brachio-céphalique gauche, les veines thyroïdiennes inférieures ; en arrière, la trachée, le canal thoracique, la veine azygos, le nerf sympathique ; en haut et de chaque côté, le tronc innominé et ses branches, les artères carotide et sous-clavière gauches ; plus loin encore et de chaque côté, la plèvre et le poumon à droite et à gauche. C'est la *zone des compressions artérielles et veineuses*.

b'). A la région inféro-concave : en arrière, l'œsophage, la trachée ; en bas, le nerf récurrent, le tronc de l'artère pulmonaire au niveau de sa bifurcation (*zone des compressions nerveuses et trachéales*.

Pour les troncs artériels émergeant de la crosse aortique, la figure schématique ci-contre montre les modifications que la situation de la tumeur anévrysmale doit imprimer au pouls radial. Si elle a son siège en *a*, les battements des deux radiales sont isochrones, mais en retard sur la systole cardiaque ; en *b*, le pouls gauche retarde sur le droit ; en *c*, les battements des deux radiales sont isochrones, mais le pouls fémoral retarde beaucoup sur le pouls radial. — La compression de la tumeur en *a* sur l'artère sous-clavière droite diminue l'amplitude du pouls radial à droite jusqu'à le faire disparaître ; la compression de la tumeur en *b* et en *c* sur la sous-clavière gauche produit les mêmes effets, quoique plus rarement sur le pouls radial gauche.

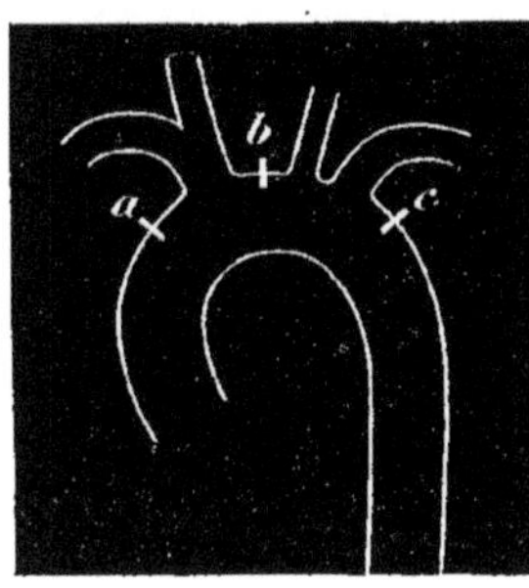

Fig. 138.

c'). A la région descendante de la crosse : en avant le nerf phrénique gauche, le nerf pneumogastrique gauche, le nerf récurrent, la branche gauche de l'artère pulmonaire ; en arrière et à droite la trachée au niveau de sa bifurcation ; en bas, la bronche gauche ; en bas et à gauche le cul-de-sac supérieur de la plèvre de ce côté ; en bas et en arrière, la 4ᵉ vertèbre dorsale (*zone des complications laryngo-trachéobronchiques*).

3° *Anévrysmes de l'aorte thoracique descendante* (de la bronche gauche au niveau du corps de la 4ᵉ vertèbre dorsale jusqu'à l'anneau fibreux du diaphragme et au niveau de la 10ᵉ vertèbre dorsale). — Ici, pas de rapports immédiats ou importants avec les divers organes : en arrière, la colonne vertébrale, la tête des côtes, le grand sympathique, le canal thoracique, la grande veine azygos ; en avant, le cœur, les bronches, les artères et veines pulmonaires à gauche ; sur les côtés, l'œsophage et le poumon. Mais ces deux organes présentent une certaine locomotion qui diminue les chances de compression, et les rapports sont seulement médiats, grâce au tissu cellulaire du médiastin postérieur. Donc, pas d'organes importants à comprimer, d'où peu de signes de compression et de troubles fonctionnels ; les tumeurs anévrysmales sont profondément situées, elles ne font saillie qu'en arrière de chaque côté du rachis, ce qui est rare, d'où l'absence de signes physiques ; elles peuvent donc prendre un volume énorme avant de s'être révélées par aucun symptôme, d'où leur caractère de latence. C'est la *zone latente des anévrysmes méconnus, des erreurs de diagnostic.*

Plus tard, nous verrons que l'aorte abdominale est la *zone des gros anévrysmes essentiellement douloureux et à compressions multiples.*

Ainsi, chaque portion de l'aorte présente, pour les anévrysmes, une sorte de physionomie spéciale en rapport avec les compressions des organes. Ces compressions, que nous venons de passer en revue d'une façon presque schématique, suffisent pour faire déjà comprendre leur importance, surtout lorsque les tumeurs restent intra-thoraciques. Elles seront encore mieux comprises par la suite ; mais leur rapide énumération devait précéder l'étude des symptômes physiques des anévrysmes aortiques, lorsqu'ils apparaissent à l'extérieur.

SYMPTÔMES PHYSIQUES

PERCUSSION, INSPECTION, PALPATION. — Ce qui caractérise l'anévrysme, c'est l'existence d'une *tumeur*, et d'une tumeur *pulsatile, expansive,* souvent *réductible.*

Tant qu'elle reste intra-thoracique, elle ne peut être reconnue que par certains signes de compression aidés de la *percussion* qui fait reconnaître parfois l'existence d'une matité anormale et étendue dans un point de la poitrine. Mais il ne s'agit le plus souvent que de signes de probabilité, et la certitude ne peut être le plus ordinairement obtenue qu'au moment où la tumeur commence à saillir à l'extérieur.

Tout d'abord, elle est peu apparente, se présentant sous forme d'une simple voussure parfois mal limitée, le plus souvent à droite, au niveau du 2ᵉ ou du 3ᵉ espace intercostal, non loin du bord droit du sternum, « son siège le plus ordinaire, » dit Sénac. Rarement, la tumeur se montre à gauche, et les premières observations de ce genre datent de Sénac et de Lieutaud. A la période de simple voussure, l'*inspection* doit se faire non pas seulement en se plaçant en face du malade, mais sur le côté et en dirigeant le regard de droite à gauche ou de gauche à droite, parallèlement à la paroi antérieure du thorax. Alors on constate mieux, tout à fait au début, un soulèvement anormal d'une partie limitée du thorax, et déjà deux centres de battements, comme s'il y avait deux cœurs dans la poitrine. Voici deux figures concernant deux malades chez lesquels

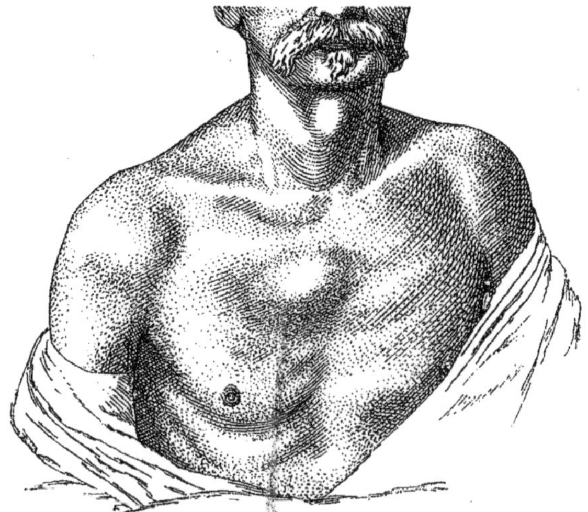

Fig. 139. — Tumeur anévrysmale de l'aorte ascendante commençant à faire une légère
saillie en avant et un peu à droite du sternum.

un anévrysme commençait à faire saillie en avant et un peu à droite du
sternum (fig. 139), en avant et un peu à gauche du sternum (fig. 140).

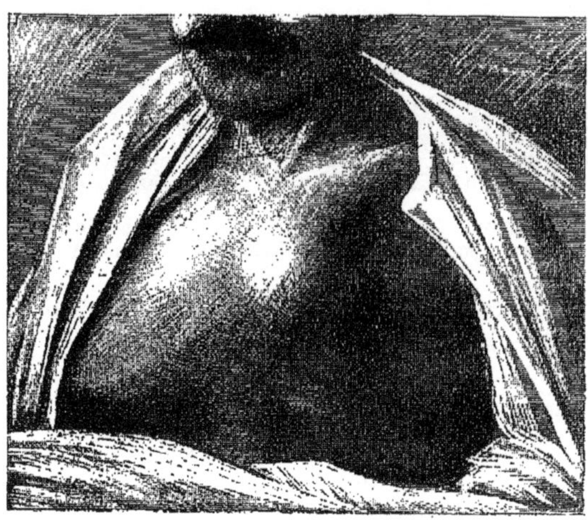

Fig. 140. — Tumeur anévrysmale avec légère saillie un peu à gauche du sternum.

Il y a une différence entre les battements du cœur et ceux de l'anévrysme.
« Le battement anévrysmal donne l'idée d'un coup violent, également

fort dans toutes les directions ; la pulsation cardiaque, au contraire, transmet plutôt la sensation du choc d'un corps solide et mobile, ayant ordinairement une force plus grande dans un point donné. » (Stokes.) En un mot, le *choc* du cœur est différent du *soulèvement en masse* de l'anévrysme, et celui-ci n'est pas seulement constitué par une tumeur pul-

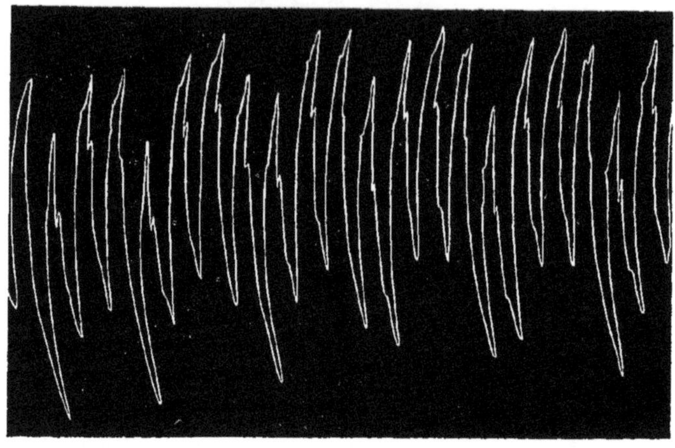

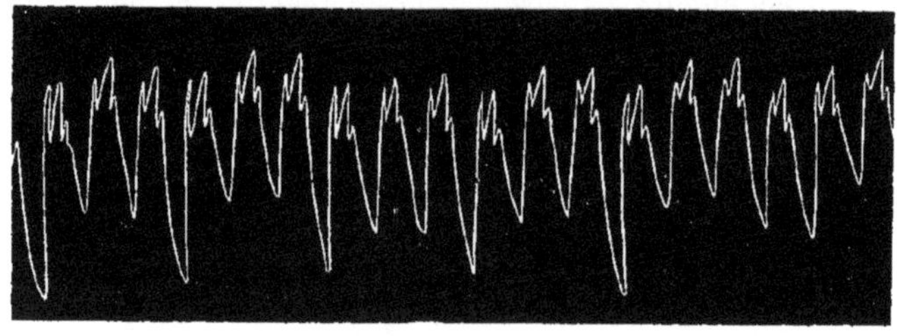

Fig. 141 et 142. — Anévrysme de l'aorte faisant saillie à gauche du sternum après avoir perforé deux espaces intercostaux. Triples soulèvements (Boinet).

satile ; il faut qu'elle soit encore *expansive*, se dilatant dans tous les sens, sur les parties latérales et médianes à la fois.

Si l'on pratique alors la *palpation*, si l'on applique la main à plat sur la tumeur, on constate quelquefois une sorte de frémissement cataire (thrill), avec ou sans la sensation de clapet. Ce sont là, en quelque sorte, des signes accidentels, d'une importance très secondaire si on les compare à la sensation d'expansion que la main perçoit presque toujours, dans tous les sens, surtout lorsque les doigts sont légèrement écartés. Cette palpation doit être exercée doucement, d'une façon superficielle, peu profonde, sans chercher à réduire la tumeur, ce qui est presque tou-

jours possible, mais souvent dangereux, comme le démontrent les faits
suivants : Teale (1859) et Esmarch, à la suite de la palpation d'un anévrysme carotidien, ont observé chacun une hémiplégie dont l'une est

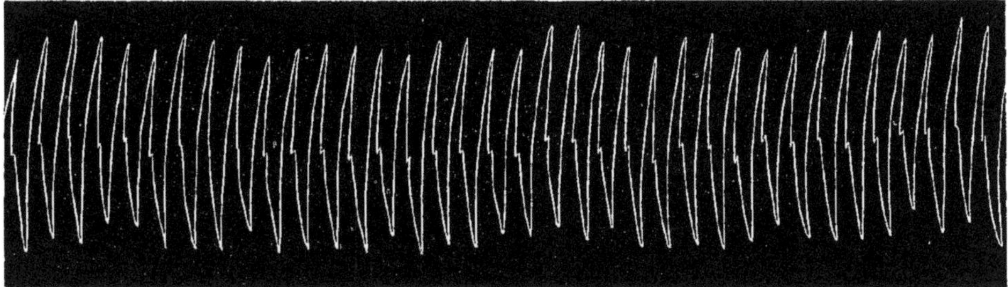

Fig. 143. — Tracé pris au niveau d'un anévrysme de la crosse de l'aorte faisant saillie
dans les 2e et 3e espaces intercostaux droits chez un homme de 62 ans (BOINET).

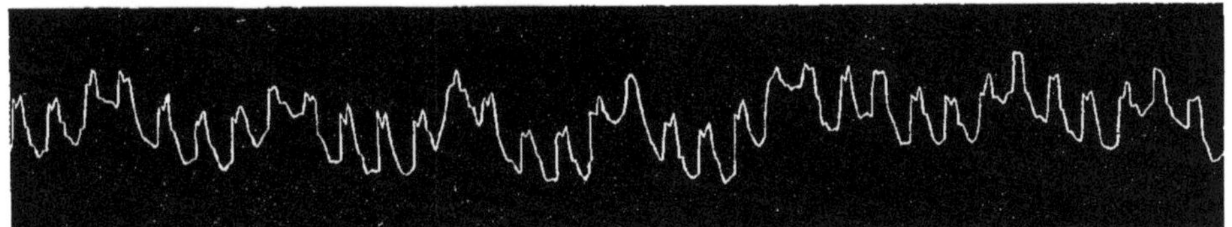

Fig. 144. — Tracé pris au niveau du 3e espace intercostal droit chez le même malade.

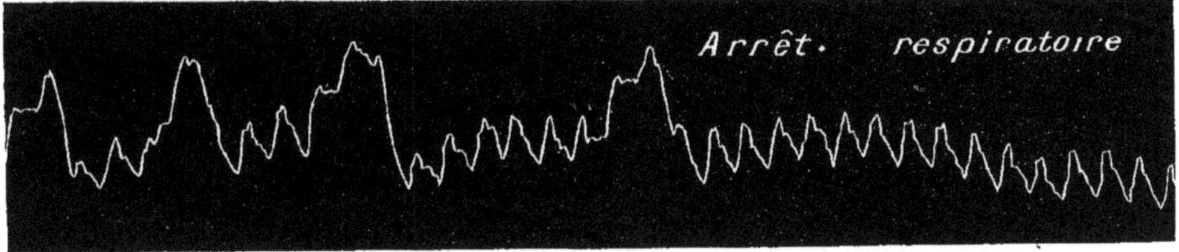

Fig. 145. — Tracé pris au niveau du 2e intercostal gauche montrant l'influence
de la respiration sur le graphique.

restée persistante et l'autre s'est terminée par la mort trois jours après.
En voulant montrer à ses élèves le signe de la réductibilité d'un anévrysme de l'aorte ascendante, et après avoir comprimé doucement avec
les mains la tumeur qui est rentrée facilement dans le thorax, Tillaux [1]
constate aussitôt de l'aphasie et une hémiplégie droite qui heureusement

____

[1] *Bull. de thérap.*, 1873.

disparurent trois jours après. Il s'agit certainement de caillots que cette manœuvre détache du sac.

La tumeur, suivant une augmentation progressive, apparaît sous forme d'une masse arrondie, quelquefois irrégulière, bosselée, presque toujours fluctuante et réductible, très manifestement pulsatile, expansive, se dilatant immédiatement après la systole du cœur et s'affaissant légèrement pendant la diastole. En faisant saillie au dehors, elle a dû perforer la paroi, détruire les plans musculaires, les parties osseuses, et à ce moment le malade éprouve souvent un certain bien-être : la dyspnée est moindre, les douleurs et les phénomènes de compression cessent ou s'atténuent en raison de la diminution de la tension intra-thoracique.

Les tracés sphygmographiques au niveau de la tumeur anévrysmale, montrent tantôt un triple, tantôt un double soulèvement (fig. 142 et 143).

Sur trois autres tracés (fig. 144-146) un peu différents, on voit notamment l'influence de la respiration sur le graphique.

AUSCULTATION. — Elle permet de constater des bruits de pulsation ou claquements plus ou moins analogues aux deux bruits du cœur, et des bruits de souffle, lesquels peuvent faire défaut. Laennec avait bien signalé le premier bruit, mais il n'avait pas fait mention du second, qui a été surtout décrit par Stokes dès 1833, par Greene trois ans plus tard. « Si le bruit est simple, il a la plus grande analogie avec la systole ventriculaire. S'il est double, cette ressemblance est assez grande pour qu'il soit difficile, sinon impossible à un bon observateur dont on banderait les yeux et dont on placerait soi-même le stéthoscope, de le distinguer des bruits ordinaires du cœur » (Stokes.) Pour les anévrysmes plus éloignés de ce dernier organe, pour ceux de l'aorte abdominale, il n'en est pas de même ; il n'y a qu'une pulsation souvent accompagnée d'un souffle ayant, d'après Hope, les caractères d'un son grave, rauque, brusque (*abrupt*), bref, souvent intense, commençant et finissant rapidement.

Bien des explications ont été données des bruits et des souffles anévrysmaux. Ils ne seraient que la propagation des bruits qui se passent à l'orifice aortique, d'après Corrigan : explication erronée, puisqu'on les constate dans les anévrysmes thoraciques et abdominaux en l'absence de toute lésion valvulaire. Pour Guérin, qui a fait sur ce sujet des recherches intéressantes (1844), la ressemblance entre les bruits normaux ou anormaux de l'anévrysme et ceux du cœur, semblerait prouver que le mécanisme de leur production est le même, qu'il doit s'expliquer par le frottement du sang contre les parois de la tumeur et son orifice (1er bruit), par la régurgitation du sang dans le sac (2e bruit). Bellingham (1848) explique le second choc et le second bruit de l'anévrysme par le reflux, dans le sac anévrysmal, du sang des grosses artères naissant de la crosse aortique (sorte de souffle *rétrograde*), fait qui rendrait compte en même temps de l'absence du bruit et du choc doubles dans les anévrysmes abdominaux. Pour Lyons (1850) qui reproduit une ancienne opinion émise dès 1843 par Gendrin, les deux bruits sont des phénomènes actifs, l'un dû à la systole ventriculaire, l'autre à la systole de la paroi anévrysmale qui, après sa distension, revient sur elle-même et réagit sur l'ondée sanguine qu'elle chasse en partie. Plus tard Stokes, revenant sur cette question, trouve toutes ces explications insuffisantes, et au sujet de la théorie de Bellingham, il fait judicieusement remarquer que le reflux du sang artériel du cou dans le sac anévrysmal est incapable de produire un battement, alors que dans l'insuffisance aortique le reflux du sang de l'aorte dans le ventricule, à l'état de flaccidité, donne lieu à un murmure et nullement à une impulsion. Plus tard, les recherches classiques de Walshe (1851) l'amènent à admettre une dizaine de modifications diverses dans les bruits anévrysmaux, suivant que ceux-ci sont plus faibles ou plus forts que les bruits du cœur, que le premier est plus fort que le second et réciproquement, qu'il est ronflant au premier temps ou soufflant au second, qu'il est rude aux deux temps, etc.

Toutes ces distinctions ont une valeur très discutable. En tout cas, cette question qui a soulevé tant de discussions, comme on le voit, a perdu de son importance, depuis le jour où il a été démontré que ces variations dans les résultats de l'auscultation sont subordonnées, non seulement au siège de la tumeur anévrysmale plus ou moins rapprochée ou éloignée du cœur, mais aussi à la forme de l'anévrysme, aux rugosités de ses parois, à l'existence ou à l'absence de caillots stratifiés dans sa cavité, à la forme du « collet » ou de l'orifice faisant communiquer l'anévrysme avec l'artère. Ainsi, l'anévrysme est-il rempli par des concrétions fibrineuses ? Il y aura peu de souffles et seulement des claquements, comme cela survient, dit Luton (1865) dans le cas de tumeurs solides transmettant les bruits du cœur vers différents points de la paroi thoracique. S'agit-il d'une simple dilatation artérielle, d'un anévrysme vrai, comme on disait autrefois, renfermant peu ou pas de caillots ? Alors, la seconde pulsation doit disparaître, comme Gendrin l'avait fait remarquer. Mais, si l'on invoque le degré plus ou moins accusé de l'élasticité de la paroi anévrysmale pour expliquer l'inconstance du second bruit, on commet une erreur, puisqu'il est démontré que cette paroi a perdu avec la destruction de la tunique moyenne tout pouvoir élastique. « Dans le cas d'une poche latérale — disent Barth et Roger — communiquant avec l'artère par un orifice sur les bords duquel le courant sanguin se brise avec violence pendant la systole, l'oreille perçoit le plus souvent un bruissement intense, une espèce de bruit de râpe, suivi d'un claquement valvulaire, tantôt d'un souffle dû au sang quand il ressort avec rapidité de la poche anévrysmale, ou quand il reflue à travers l'orifice aortique resté béant par insuffisance de ses valvules. » Mais, le premier et même le second souffle peuvent être aussi parfois extra-cardiaques, lorsque le retrait ou l'expansion de la poche anévrysmale exercent une aspiration ou une compression expiratoire sur une lame pulmonaire voisine, et c'est sans doute à un assez grand nombre de cas de ce genre que doivent être rapportées plusieurs observations.

En un mot, comme Stokes l'a fait autrefois judicieusement remarquer, les murmures ou les souffles entendus au niveau d'une tumeur anévrysmale peuvent faire défaut, sans que pour cela le diagnostic soit infirmé, et ils peuvent exister sans que pour cela le diagnostic ait perdu de sa certitude, ce qui prouverait, d'après le médecin Irlandais, que ces phénomènes, lorsqu'ils se produisent, semblent être le plus souvent accidentels et dus « à des conditions physiques particulières et variables ». A ce point de vue, il divise les anévrysmes en trois classes : 1° ceux où les bruits de souffle manquant complètement, on ne constate qu'un bruit de pulsation double ou simple ; 2° ceux où les bruits morbides se passent dans la tumeur ; 3° ceux où ils se produisent au niveau de l'orifice aortique lui-même ou au cœur.

Dans les anévrysmes de l'aorte thoracique descendante ayant pris un développement considérable, la tumeur placée en arrière du cœur produit souvent deux phénomènes importants : 1° la projection de cet organe en avant contre la paroi thoracique antérieure, ce qui rend ses battements en quelque sorte plus superficiels, plus étendus, et ce qui donne l'illusion d'une hypertrophie cardiaque qui n'existe pas, ainsi que j'en ai vu deux exemples ; 2° une impulsion saccadée, signalée autrefois par Hope (*double jogging*), surtout lorsque le cœur est bridé et comme immobilisé par des adhérences péricardiques. D'autres fois, lorsque le cœur est soumis à une compression considérable d'arrière en avant, on a pu remarquer l'atténuation très nette de ses bruits, avec la diminution de ses ondées sanguines.

Dans tous les anévrysmes et dans ceux de l'aorte ascendante, le cœur est le plus souvent petit et atrophié pour des raisons que nous avons indiquées. Il est hypertrophié, au contraire, par suite de complications (insuffisance aortique, rétrécissement congénital de l'isthme de l'aorte, néphrite interstitielle, cardio-sclérose, adhérences péricardiques, etc.). Enfin, il peut être dévié par la tumeur, en bas et en dehors, comme il a été dit. Dans ces conditions, on ne devra pas croire à une hypertrophie cardiaque qui n'existe pas.

Pouls artériel. — Le pouls radial fournit des indications importantes et donne souvent un signe de probabilité en faveur de l'existence de

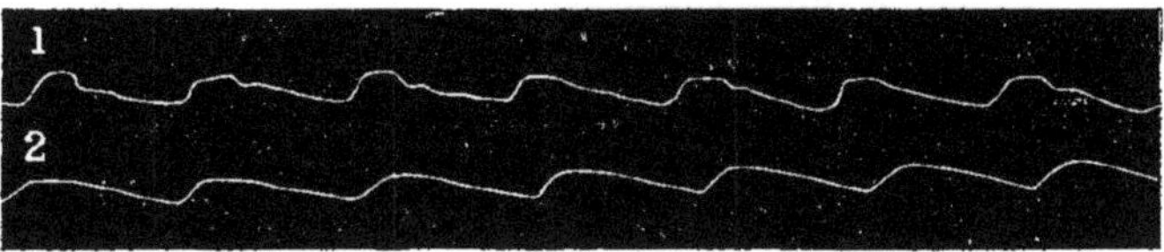

Fig. 147 et 148. — Anévrysme de l'aorte et du tronc brachio-céphalique : 1, pouls radial gauche ; 2, pouls radial droit.

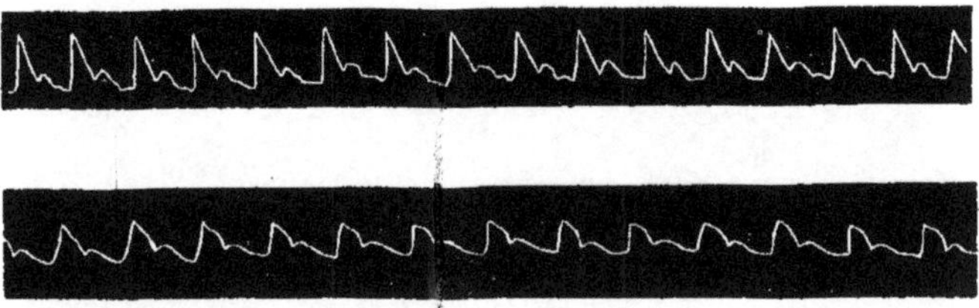

Fig. 149 et 150. — Anévrysme de l'aorte situé au niveau de la sous-clavière gauche. 1, pouls radial droit ; 2, pouls gauche.

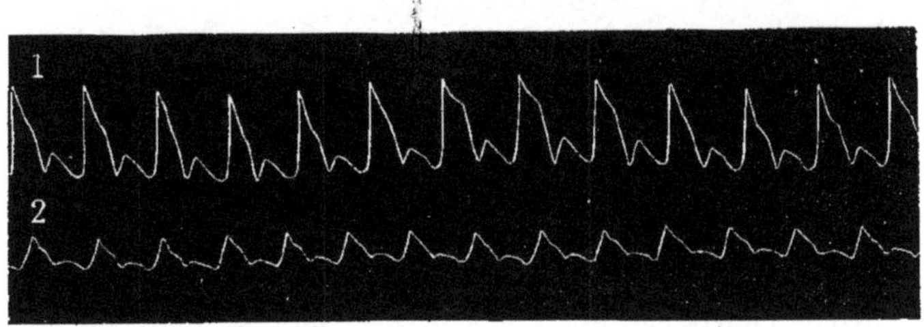

Fig. 151 et 152. — Anévrysme de l'aorte situé au niveau de la sous-clavière gauche ; 1, pouls radial droit : 2, pouls radial gauche.

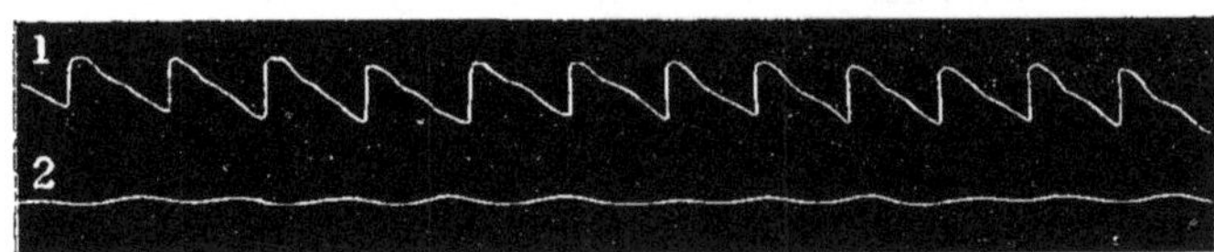

Fig. 153 et 154. — Anévrysme de l'aorte avec oblitération presque complète de la sous-clavière gauche : 1, pouls radial droit ; 2, pouls gauche, presque supprimé (Brondgeest).

l'anévrysme, lorsque celui-ci reste intra-thoracique. Le pouls radial est plus faible des deux côtés, lorsque la tumeur existe avant l'émergence du tronc brachio-céphalique ; lorsque ce dernier est intéressé ou comprimé, ou encore lorsqu'il est oblitéré, le pouls radial droit est plus faible que le gauche, il peut même être absent. Lorsque l'anévrysme siège au niveau de la sous-clavière gauche, qu'il peut oblitérer ou comprimer en partie, c'est le pouls gauche qui est plus faible. Les tracés sphymographiques précédents (147-154) le démontrent.

D'autres fois, c'est la forme seule du pouls qui est légèrement modifiée, et ce caractère n'est appréciable que par les tracés sphygmographiques. En voici quatre que nous reproduisons d'après Marey (fig 155-158).

La suppression totale du pouls, non seulement aux artères radiales,

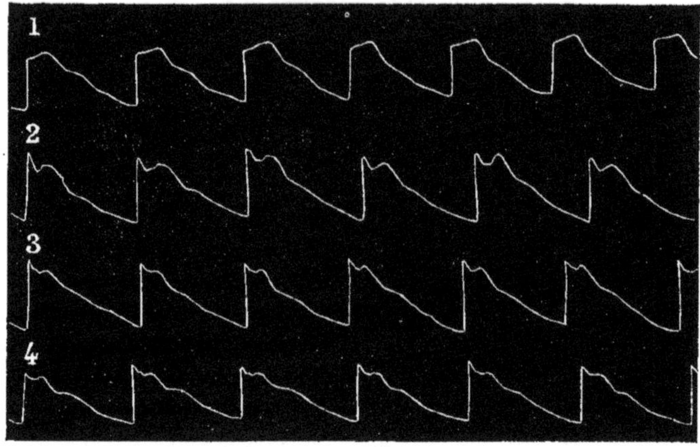

Fig. 155-158. — 1 et 2, pouls radial gauche et droit; 3 et 4, pouls radial gauche et droit (simple inégalité dans l'intensité du dicrotisme plus faible à gauche).

mais aussi à presque toutes les artères, peut-elle s'observer dans les anévrysmes de l'aorte ascendante? Quelques auteurs l'ont pensé. Cependant le fait est non seulement rare, mais presque impossible pour les raisons suivantes : 1° l'anévrysme est constitué au niveau de l'artère par une poche latérale que la totalité du sang ne traverse certainement pas ; 2° il détourne une très petite quantité de liquide par rapport à celui qui circule dans l'artère. Marey, qui donne ces bonnes raisons, cite cependant, à titre d'exception, un fait où presque toutes les pulsations artérielles ont été absentes chez un homme atteint d'un anévrysme de l'aorte. Or, la lecture attentive de cette observation prouve que cette disparition du pouls était due, non pas seulement à l'anévrysme, mais encore à une autre lésion, le rétrécissement congénital de l'aorte :

Il s'agit d'un jeune garçon de 8 à 10 ans observé en 1848 par C. Lauwers (de Courtrai). On le trouve avec de la gêne respiratoire, une figure bouffie et pâle, les lèvres bleuâtres. « Ce qui est extraordinaire, c'est qu'avec l'attention la plus scrupuleuse, on ne parvient pas à découvrir le pouls radial, ni aucune pulsation artérielle n'importe en quelle région, si ce n'est peut-être au cou, où la carotide semble encore frémir. Les bruits du cœur sont fréquents, le premier paraît affaibli et la pulsation est assez sensible. » Le petit malade se plaint d'une douleur sourde et pulsatile vers les cartilages des trois premières côtes à droite où existe une légère voussure avec teinte ecchymotique légère de la peau, et où l'on constate des bruits exactement semblables à ceux du cœur. On diagnostique un anévrysme de la partie supérieure de l'aorte ascendante, et l'enfant meurt dix jours après son entrée à l'hôpital.

A l'*autopsie*, péricarde très distendu, rempli de sérosité sanguinolente avec caillot noirâtre et friable ; cœur ni dilaté, ni hypertrophié, avec dilatation anévrysmale de l'aorte ascendante et d'une partie de la crosse, reposant en arrière contre la veine cave supérieure, sur l'infundibulum, sur l'artère pulmonaire et sur l'oreillette droite ; vers ce dernier point, ouverture de la poche, arrondie et déchiquetée, de la largeur de 2 à 3 millimètres. Il s'agissait d'un anévrysme disséquant, et si le pouls a manqué jusque dans les carotides, on peut l'expliquer par ce fait, que « la pression exercée par le caillot extérieur au tube formé par les membranes internes a aplati celui-ci et a ainsi mis obstacle au cours du sang ».

Le sujet présentait une autre lésion, « une oblitération complète de l'aorte, juste au niveau de la petite corde fibreuse qui unit ce vaisseau avec la bifurcation de l'artère pulmonaire et qui est le vestige du canal artériel. Cette oblitération était tout à fait locale, comme si elle avait été l'effet d'une ligature. Immédiatement au-dessus, comme aussi immédiatement au-dessous, l'aorte avait son calibre normal et uniforme, de même que les vaisseaux qui en naissaient ». Les voies collatérales de la circulation n'ont pu être étudiées. (*Annales médicales de la Flandre occidentale,* 1857.)

Cette observation est· à rapprocher de celle que nous avons rapportée (p. 330), dans laquelle sans tumeur anévrysmale, le pouls a été supprimé dans presque toutes les artères du corps, en raison de l'oblitération de l'aorte abdominale, des deux sous-clavières, par formation de caillot ou par artérite oblitérante.

Quant au pouls dit « *paradoxal* » (lequel sera étudié plus tard au sujet de la péricardite) caractérisé par la diminution d'amplitude du pouls au moment de l'inspiration — phénomène non « paradoxal » puisqu'il est physiologique — on l'observe accidentellement dans les anévrysmes de l'aorte ascendante, mais seulement lorsqu'il y a complication de médiastinite.

Mêmes remarques au sujet de la *force* ou de la *régularité* du pouls qui ne fournissent aucun signe en faveur de l'existence d'un anévrysme. Le pouls peut être fort et bondissant, concentré et serré, irrégulier et intermittent, faible et petit, en raison de complications (insuffisance aortique, néphrite interstitielle, affection cardiaque, état hyposystolique). Il peut y avoir un souffle diastolique (extra-cardiaque) à la base sans insuffisance aortique, et celle-ci n'existe pas davantage dans certains cas, alors que le pouls est bondissant et présente tous les caractères de cette inocclusion valvulaire. Le fait, en apparence paradoxal, se produit parfois lorsque, après rupture de l'anévrysme dans l'artère pulmonaire, l'orifice de communication est si large entre les vaisseaux, qu'il permet au moment de la diastole cardiaque, une sorte de fuite sanguine de l'aorte dans l'artère pulmonaire, d'où tous les caractères du pouls de l'insuffisance aortique [1].

Retard du pouls radial. — A l'état normal, comme Sénac l'avait pressenti, il existe un retard du pouls des artères périphériques et même de l'aorte sur le début de la systole cardiaque. Pour l'aorte, une des premières raisons est celle-ci : le soulèvement des sigmoïdes n'a lieu qu'au moment où la contraction ventriculaire est devenue assez forte pour le produire. Pour les autres artères (fémorale, radiale, etc.), le retard est dû à une autre cause : « il dépend de ce que la transmission du mouvement des liquides dans les tubes élastiques a lieu sous forme du transport d'une onde qui met un certain temps à arriver du cœur aux extrémités du système artériel ». C'est Weber qui, dès 1834, a bien fait comprendre — ajoute Marey — que ce n'est pas le sang lancé par la dernière systole ventriculaire qui soulève le doigt explorant le pouls radial, mais que c'est la transmission de proche en proche de l'impulsion du cœur qui produit la pulsation, d'où cette expression très caractéristique du physiologiste allemand : *unda non est materia progrediens, sed forma materiæ progrediens.* La vitesse de propagation de l'onde diminue graduellement jusqu'à la périphérie circulatoire, elle augmente avec la force élastique des artères, avec la vitesse d'impulsion du sang. Or, à l'état pathologique, elle est diminuée par les rétrécissements et les anévrysmes, elle est souvent en raison inverse de la tension artérielle, parce que la systole ventriculaire a besoin de plus de force et de temps pour soulever les sigmoïdes.

On voit, par là, quelle importance peut avoir l'évaluation du retard du pouls artériel dans le diagnostic des anévrysmes aortiques. A ce sujet, il est utile de résumer les recherches auxquelles Fr. Franck s'est livré à l'aide d'appareils spéciaux [2].

Voici un anévrysme de la portion ascendante de l'aorte. On fait

---

[1] Laveran a publié un cas de ce genre (*Soc. méd. des hôp.*, 1878).

[2] *Comptes rendus du laboratoire de Marey*, 1876. *Journal de l'anat. et de la physiologie, et Soc. de biologie* 1878 et 1879.

d'abord l'exploration simultanée des pulsations du cœur et de la tumeur, puis du cœur et de la main. On trouve : un retard, évalué à 4 centièmes de seconde, des battements anévrysmaux sur le début de la systole ; un retard symétrique évalué à 22 centièmes de seconde (au lieu de 12 ou 14 à l'état normal), des pulsations de la main et de toutes les artères sur la systole du cœur. On peut en conclure : 1° le siège de l'anévrysme dès la naissance de l'aorte, en raison du retard très court de ses battements ; 2° son siège en deçà de l'origine du tronc brachio-céphalique, en raison de l'exagération du retard du pouls dans toutes les artères.

Si le tronc brachio-céphalique est intéressé, l'exagération du retard du pouls sera plus considérable dans les carotide et radiale droites que dans celles de gauche.

S'il y a coexistence d'insuffisance aortique, le retard du pouls reste dans les limites physiologiques, parce que cette maladie a pour résultat de diminuer le retard du pouls (contrairement à l'opinion erronée de quelques auteurs), de sorte que « l'influence retardatrice de l'anévrysme est contre-balancée par l'influence inverse de l'insuffisance aortique ».

Ces quelques exemples montrent suffisamment le parti que l'on peut tirer de l'évaluation du retard du pouls pour le diagnostic exact du siège des anévrysmes de l'aorte. Voici, du reste, les conclusions des recherches de Fr. Franck :

1° *Anévrysmes de la crosse de l'aorte.* — Dans toutes les artères, il y a un retard exagéré du pouls, et ce retard est le même pour des points également distants du centre.

Si le tronc brachio-céphalique est intéressé, les pouls radial et carotidien à droite présentent un retard plus grand qu'à gauche, et ainsi les effets de l'anévrysme du tronc brachio-céphalique s'ajoutent à ceux de l'anévrysme de l'aorte.

Les anévrysmes de la convexité de la portion transversale intéressent presque toujours l'origine d'un ou de plusieurs troncs artériels qui en émanent. Alors, les signes tirés de la comparaison du retard du pouls sont variables, puisqu'ils dépendent de la participation de telle ou telle artère à la dilatation de l'aorte.

Si l'anévrysme de la portion transversale de la crosse intéresse les trois troncs artériels qui en émanent, l'exagération du retard du pouls est la même que dans les cas où la tumeur existe à la portion ascendante. Mais alors le diagnostic peut se déduire du siège de cette tumeur : à droite du sternum pour l'anévrysme de la portion ascendante ; au niveau de la fourchette sternale et même derrière l'un ou l'autre muscle sterno-mastoïdien, pour l'anévrysme de la portion transversale et convexe.

Si l'anévrysme de la portion transversale se développe au delà de l'origine du tronc brachio-céphalique, le retard du pouls n'est pas exagéré dans la carotide et la radiale droite, tandis qu'il présente une exagération notable dans toutes les autres artères.

2° *Anévrysmes de la portion descendante de l'aorte thoracique*. — Si la tumeur intéresse l'origine de la sous-clavière gauche, il n'y a pas

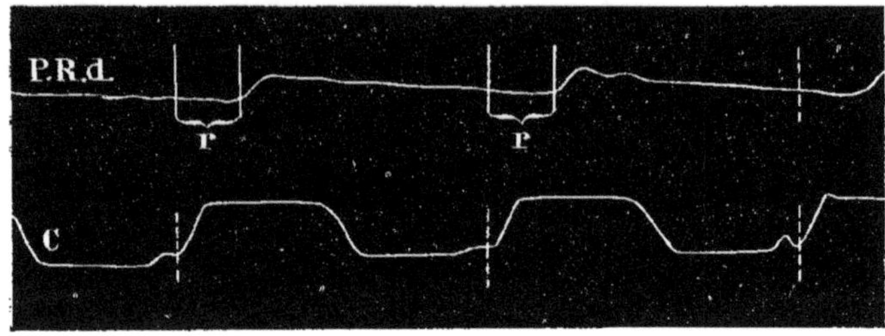

Fig. 159. — Pouls radial droit et pulsation du cœur dans un cas d'anévrysme ; *r*, retard du pouls sur le cœur (Marey).

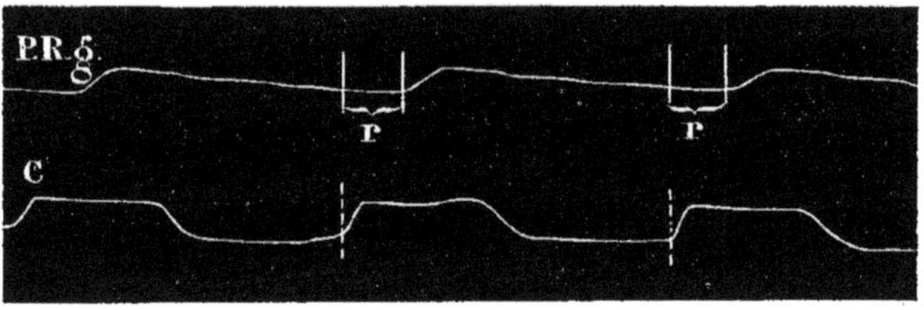

Fig. 160. — Pouls radial gauche et pulsation du cœur dans un cas d'anévrysme ; *r*, retard du pouls sur le cœur (même vitesse du cylindre).

d'augmentation du retard du pouls dans la radiale et la carotide droites, ni dans la carotide gauche ; mais elle existe dans toutes les artères et surtout dans la radiale gauche dont les pulsations sont souvent peu perceptibles.

Si la tumeur a son point de départ au-dessous de l'origine de la sous-clavière gauche, le retard du pouls n'est exagéré que dans les artères des membres inférieurs, et il reste normal dans celles du cou et des membres supérieurs.

SYMPTÔMES FONCTIONNELS

Douleurs a distance ; névralgies anévrysmatiques. — Les symptômes douloureux par compression ont une grande importance, et c'est pour cette raison que nous les plaçons à part ; non pas qu'il faille admettre avec Gendrin (1844) que la douleur est un symptôme constant des anévrysmes, et la latence de beaucoup d'entre eux donne un démenti à cette assertion. Mais dans un assez grand nombre de circonstances, la douleur si on sait bien l'analyser, est un symptôme *révélateur* d'une tumeur anévrysmale qui pendant de longs mois peut ne se manifester que par ce seul signe. Pour qu'elle se produise, par exemple dans les anévrysmes de l'aorte ascendante ou thoracique descendante comme dans ceux de la crosse, il n'est pas toujours nécessaire que la poche prenne un grand développement. Il y a de gros anévrysmes sans douleur, et il y a de petits anévrysmes, à peine apparents, avec des douleurs intolérables. C'est d'abord une question de siège, et lorsque la tumeur se porte en avant ou sur les côtés, elle peut comprimer les nerfs intercostaux (très rarement les nerfs phréniques), les nerfs du plexus brachial, du plexus cervical, d'où l'apparition de douleurs plus ou moins vives sur le trajet de ces cordons nerveux. Ni l'usure des os, ni celle des corps vertébraux ne peuvent en donner l'explication, et nous avons déjà dit que ces diverses lésions sont la plupart du temps indolentes, contrairement à l'opinion de quelques auteurs. Mais une lésion à invoquer, c'est la *médiastinite* chronique, capable de déterminer, même dans les cas rares de guérisons spontanées des anévrysmes et après elles, des douleurs remarquables par leur violence, leur persistance, leur résistance à tous les moyens thérapeutiques.

Il y a donc une distinction clinique très importante à établir entre les douleurs anévrysmatiques par simple compression, c'est-à-dire par *refoulement*, et celles par *enserrement*. Les premières diminuent d'intensité et disparaissent souvent quand la tumeur, jusque-là intra-thoracique, vient à apparaître au dehors, ou encore quand elle change de direction ; les secondes persistent même dans ces conditions. Celles-là sont de simples névralgies pouvant disparaître momentanément, dans certaines attitudes que prend le malade ; celles-ci, dues souvent à des névrites, ont un grand caractère de fixité, ne se modifiant, ni par la rétraction du sac, ni par son extension dans d'autres points, ni par les changements d'attitude du patient, ni par les médicaments anti-névralgiques.

Le siège de ces douleurs est extrêmement variable sans doute ; on peut croire pendant de longs mois, à un simple rhumatisme de l'épaule, à une névralgie intercostale rebelle, à une névralgie thoraco-brachiale. Mais, en analysant bien le symptôme, on peut et on doit arriver souvent à dépister l'anévrysme, parce que l'on ne tarde pas à s'apercevoir qu'il ne s'agit pas de réelles névralgies avec tous leurs habituels sièges d'élection douloureuse. Pendant de longs mois, les malades souffrent jusqu'à l'insomnie la plus rebelle, d'une douleur fixe et unique à l'épaule ou dans la région sus-épineuse, sous les clavicules ou dans la région interscapulaire ; ou encore la douleur occupe tout un côté du thorax et la région cervicale ; elle peut être située plus profondément dans la poitrine, partant du tiers supérieur du sternum pour aboutir à la colonne vertébrale, ce qui ressemble d'assez loin à l'angine de poitrine ; elle peut encore envahir le bras, s'étendre le long du cou jusqu'à la partie latérale de la tête, comme Stokes en a fourni un exemple, et Greene a remarqué que, dans certains cas, elle se calme par la compression ; elle peut atteindre les nerfs du plexus cervical surtout lorsque le tronc innominé est intéressé, et alors produire par action réflexe une contracture des muscles du cou d'un côté, ce qui fait croire à un simple torticolis ; d'autres fois, la douleur est telle à l'un des espaces intercostaux qu'elle entrave la respiration, ou encore elle est bilatérale, en forme de ceinture, comme s'il s'agissait d'une affection médullaire. La douleur est souvent gravative ou contusive, rarement elle est franchement lancinante, comme dans les névralgies simples ; presque toujours fixe dans le même endroit, elle est continue et peu paroxystique.

Les diagnostics les plus erronés ont donc été portés : rhumatisme, simple névralgie, douleur musculaire ou myalgie, torticolis, ou encore simple lumbago (lorsque l'aorte abdominale est intéressée), compression de la moelle..., et un jour, l'apparition d'une tumeur pulsatile et expansive vient un peu tardivement éclairer sur la vraie nature de la maladie, ou encore la mort arrive inopinément par hémorrhagie foudroyante.

Or, lorsqu'on est en présence d'accidents douloureux, remarquables par leur opiniâtreté, leur longue durée, leur intensité, quand ils demeurent inexpliqués, lorsqu'ils ont résisté à toutes les médications habituelles, enfin quand ils présentent des caractères insolites (comme leur fixité dans un endroit déterminé, la possibilité de leur diminution par certains changements d'attitude des malades), alors il ne s'agit pas de véritables névralgies, comme on le croit trop souvent, on doit voir là un *signe de probabilité* en faveur de l'anévrysme, et si aucune tumeur n'est encore perceptible, l'épreuve de la radioscopie devra être tentée pour arriver au *signe de certitude*. Sans doute, cette certitude ne sera pas complète, parce qu'il s'agira encore de savoir la nature de la tumeur du médiastin. Mais il faut toujours se rappeler que, de toutes les tumeurs intra-thoraciques, ce sont les anévrysmes qui donnent lieu à ces sortes de douleurs très caractéristiques, parce qu'elles se font par le mécanisme d'une sorte de martèlement ininterrompu.

SYMPTÔMES DE COMPRESSION ET DE RUPTURES

L'anévrysme intra-péricardique peut comprimer ou intéresser plusieurs organes importants. A la naissance de l'aorte, la compression du ventricule droit, de l'oreillette et de l'auricule du même côté, donne lieu aux signes vagues d'une affection cardiaque (asystolie, cyanose, congestion et infarctus pulmonaires, etc.); celle du tronc de l'artère pulmonaire et de sa branche droite peut se terminer par la phtisie; l'artère coronaire postérieure, comprise dans la dilatation anévrysmale, peut être plus ou moins oblitérée, d'où symptômes d'angine de poitrine, même en l'absence de toute coronarite. Entre la limite du repli péricardique en bas et la branche droite de l'artère pulmonaire, un anévrysme parvient à comprimer la trachée au niveau de sa bifurcation, d'où symptômes de compression des voies aériennes. Enfin, à sa partie supérieure, l'aorte intra-péricardique comprime la veine cave supérieure, d'où état variqueux des veines superficielles du cou et de la poitrine.

VEINE CAVE SUPÉRIEURE. — Sa *compression* doit être étudiée, d'autant plus qu'autrefois Hogdson ne croyait pas à la possibilité de sa complète oblitération, tout en rappelant que Hunter avait trouvé une fois la veine cave supérieure et le tronc commun des veines jugulaires et sous-clavière gauches tellement comprimés par un anévrysme aortique « qu'il leur restait à peine quelque chose de leur capacité et de leur apparence naturelles ». Il ajoutait encore que, selon toute probabilité, dans ces cas, le sang des parties supérieures du corps doit passer dans la veine cave inférieure par l'intermédiaire des branches de la veine azygos. Plus tard, Stokes, parlant du rétrécissement de la veine cave supérieure par les tumeurs anévrysmales, a signalé dans quelques cas, surtout lorsque les veines afférentes au tronc de la veine cave sont atteintes, un gonflement élastique et rénitent du cou, sorte de tuméfaction « en pèlerine » (*tippetlike*).

Lorsque le *tronc brachio-céphalique* veineux droit ou gauche est comprimé, on observe du côté correspondant un œdème de la face et du bras. Dans certains cas assez rares, la compression des *veines thyroïdiennes* donne lieu au gonflement de la glande thyroïde, peut-être à l'hyperthyroïdation, d'où l'amaigrissement, parfois inexpliqué jusqu'à ce jour, chez certains malades atteints d'anévrysme de l'aorte.

Les *oblitérations de la veine cave supérieure*, autrefois bien étudiées par Oulmont[1], donnent lieu à des symptômes importants. L'observa-

---

[1] *Soc. méd. d'observation*, 1855.

tion suivante est intéressante, en ce sens que l'arrêt de la circulation dans la veine s'est fait brusquement.

Un cocher de 43 ans, ayant eu la syphilis dans sa jeunesse, avait présenté, depuis sept semaines seulement, les symptômes suivants encore insuffisants pour établir le diagnostic d'une tumeur anévrysmale : sensation de « point de côté » sous la clavicule droite, surtout sur la partie antéro-latérale de la poitrine vers les 4ᵉ, 5ᵉ, 6ᵉ espaces intercostaux ; quelques crachats sanguinolents. Un jour, subitement, surviennent de la cyanose, de l'oppression, et à son entrée à l'hôpital, voici ce que l'on constate : coloration violacée et bleuâtre de la partie sus-ombilicale du tronc, de la tête et des membres supérieurs, alors que l'abdomen et les membres inférieurs sont d'une couleur normale ; tuméfaction et œdème, principalement à la face et aux membres supérieurs ; gonflement des veines jugulaires ; varices capillaires très apparentes démontrant qu'au côté gauche de la poitrine, depuis assez longtemps, la circulation veineuse est gênée ; à droite, à la partie supérieure de l'abdomen, gros cordons veineux indiquant la suppléance de la veine cave inférieure. En un mot, au point de vue de sa coloration, le corps du malade paraissait partagé en deux parties tout à fait distinctes.

L'existence d'un anévrysme de l'aorte ascendante ayant été démontrée, on pouvait, au sujet des symptômes constatés, faire deux hypothèses : ouverture du sac anévrysmal dans la veine cave supérieure, ou plutôt thrombose de cette veine (par suite d'une phlébite circonscrite), ce que l'autopsie a révélé quinze jours après. La paroi postérieure de la tumeur comprimait la veine cave, et l'on ne trouvait un gros caillot oblitérateur que dans la veine azygos, ce qui donna lieu aux mêmes conséquences que s'il eût existé dans la veine cave supérieure.

Fait clinique intéressant : en plus du souffle anévrysmal en avant, on constatait en arrière, le long du rachis et surtout à droite vers les 11ᵉ et 12ᵉ espaces intercostaux, un bruit de souffle continu, intense, avec redoublement. Il n'était probablement pas dû à la transmission du souffle anévrysmal à travers la colonne vertébrale, puisqu'il n'avait pas le même timbre, ni les mêmes caractères que celui de l'aorte ; il se passait plutôt dans la veine azygos et les veines voisines très dilatées, ressemblant au bruit de souffle que Sappey a décrits dans la cirrhose, au niveau du ligament suspenseur du foie. (DUJARDIN-BEAUMETZ. *Soc. méd. des hôp.*, 1879.)

L'oblitération totale de la veine cave supérieure est sans doute une complication fort grave, mais elle n'entraîne pas fatalement la mort, surtout lorsque la circulation collatérale et supplémentaire a eu le temps de s'établir complètement. Voici un fait qui en donne la preuve, quoiqu'il ne soit pas absolument démontré que, dans ce cas, l'agent compresseur fût une tumeur anévrysmale de l'aorte.

Un homme de 36 ans dont les antécédents pathologiques sont complexes

(fièvre typhoïde, pneumonie, syphilis, alcoolisme), a souffert, depuis quinze
à dix-huit mois, de crises dyspnéiques et cardiaques avec tachycardie, de vertiges, d'étourdissements, et a été traité comme atteint d'une affection du
cœur. Les symptômes révélateurs d'oblitération de la veine cave supérieure
sont survenus progressivement : œdème limité à la moitié supérieure du
corps, gonflement des jugulaires, face congestionnée et turgide, développement de la circulation collatérale sur le thorax.

Après trois ans, grâce au large développement de la circulation collatérale
que l'on constate au-devant de la poitrine et sur les côtés, sur l'abdomen,
les effets secondaires de l'oblitération de la veine cave supérieure sont sup-
primés en grande partie ; les veines, normalement si petites qu'elles sont
innomées, ont pris le volume de la veine fémorale ; le sang se dirige de haut
en bas, et toutes les varices thoraco-abdominales ont pris un développement
extraordinaire. Le visage est coloré avec disparition de toute trace d'infiltration œdémateuse ; le contraste entre l'embonpoint de la moitié supérieure du
corps et l'amaigrissement de la moitié inférieure n'existe plus ; le malade
peut marcher, circuler, se livrer à quelques occupations, alors qu'il était
incapable de quitter le lit ou la chambre. Il lui reste seulement de l'essouf-
flement lorsqu'il fait des efforts. L'oblitération de la veine cave supérieure
persiste toujours comme le démontre l'état de la circulation complémentaire
qui en a conjuré les dangers. Les signes stéthoscopiques persistent au niveau
de la région sternale (matité, souffle systolique de la base) et il semble qu'il
y ait dans le médiastin une tumeur faisant corps avec la veine cave. Cette
tumeur, qui avait été regardée tout d'abord comme anévrysmatique, puis
comme cancéreuse, n'est probablement qu'une production fibromateuse ou
une adénopathie trachéo-bronchique terminée par sclérose ou calcification.
(Obs. résumée de COMBY. *Soc. méd. des hôpitaux*, 1892.)

Ce dernier exemple sert à démontrer qu'autrefois Oulmont a trop
assombri le pronostic de l'oblitération complète de la veine cave supérieure, puisqu'il la regardait comme toujours mortelle après quelques
jours ou quelques mois. Le pronostic dépend de l'évolution même de
cette oblitération : très grave si elle se fait brusquement, parce qu'alors
la circulation complémentaire n'a pas le temps de se produire ; beaucoup
moins grave, permettant une survie de plusieurs années, une sorte de
guérison fonctionnelle, lorsque l'oblitération est lente et progressive.

La *rupture de l'aorte dans la veine cave supérieure* est une complication plus redoutable. Parfois, la communication entre l'aorte et la veine
cave supérieure s'établit rapidement sans avoir été précédée d'aucun
symptôme d'anévrysme et cependant le double diagnostic est possible,
comme on le voit par l'exemple suivant :

Une femme de 75 ans, en faisant un effort provoqué par le transport d'une
pile de chaises, est prise d'une suffocation inexprimable avec suffocation

intense. La dyspnée augmente rapidement, il s'y joint de la bouffissure de la face, et trois jours après à l'hôpital, ces symptômes sont constatés : face très œdématiée, joues violettes et froides, paupières bouffies et tombantes, lèvres cyanosées, conjonctives injectées ; œdème du cou très accusé, jugulaires distendues. Les troubles de la circulation veineuse sus-diaphragmatique sont si accentués qu'un œdème considérable, envahissant la partie supérieure du thorax, fait disparaître les creux sus et sous-claviculaires. Dans ces régions, veines superficielles très dilatées formant un réseau très marqué qui se continue en avant, en arrière du thorax et sur les membres supérieurs très œdématiés, cyanosés et froids (contraste caractéristique avec l'abdomen et les membres inférieurs qui ne présentaient rien d'anormal).

L'inspection du thorax ne présente aucun foyer appréciable de battements, mais la palpation permet de percevoir à la partie interne du 2e espace intercostal droit, un thrill à renforcement systolique. A l'auscultation : souffle râpeux systolique redoublant d'intensité à la fin de la systole (sorte de bruit de rouet) ; propagation de ce souffle dans la région sous-claviculaire droite et surtout dans la jugulaire du même côté (non perceptible aux vaisseaux jugulaires gauches, oblitérés, comme l'autopsie l'a démontré). Les bruits du cœur sont normaux.

C'est à une compression de la veine cave supérieure que l'on peut attribuer l'apparition successive : 1° d'un épanchement abondant de sérosité dans la cavité pleurale droite ; 2° d'une hydropisie du péricarde ; 3° d'un œdème congestif du poumon gauche.

A l'*autopsie*, l'aorte est normale sur une longueur de 5 centimètres. L'aorte ascendante et la crosse sont le siège d'un gros anévrysme sacciforme, et sa perforation était oblitérée par un caillot fibrineux rougeâtre de récente formation qui, ayant supprimé momentanément la communication artério-veineuse, avait permis une survie de dix-sept jours. D'autre part, la veine azygos perméable avait permis le rétablissement de la circulation veineuse supplémentaire. La perforation s'était faite brusquement, au centre d'une plaque athéromateuse préalablement ulcérée. (BOINET et VILLARD. Obs. résumée ; *Revue de médecine*, 1898.)

Le fait rapporté et diagnostiqué autrefois par Mayne n'est pas sans intérêt. Il s'agissait, chez une femme de 50 ans, d'un vaste anévrysme de la crosse aortique communiquant avec la veine cave supérieure. Pendant la vie, la malade avait éprouvé tout à coup une violente suffocation, et l'on remarqua que toute la partie supérieure du corps était d'une coloration brun foncé, alors que sa moitié inférieure et les extrémités inférieures étaient pâles et exsangues ; tuméfaction et bouffissure de la face, du cou et du haut de la poitrine ; yeux saillants ; distension des veines du cou, de la tête, des extrémités supérieures, veines jugulaires ayant le volume du doigt. Comme signes physiques, on constatait : une *impulsion systolique* ayant son siège à droite du sternum, au niveau de la deuxième articulation costale, impulsion plus forte que celle du cœur ; sorte de *bourdonnement* superficiel, intense, s'entendant dans toute la poitrine à maximum vers l'articulation chondro-sternale de la 2e côte (bruit morbide symptomatique de l'anévrysme arté-rioveineux) ; *pouls bondissant* [2], comme s'il s'agissait d'une insuffisance aortique, ici par suite de « l'implétion incomplète des artères, résultant du passage d'une partie du sang artériel dans la veine cave ». — Quoique ce pouls bondissant puisse aussi s'expliquer par le reflux du sang, dans un sac volumineux au moment de la diastole, il devra être recherché dans les cas de communication entre l'aorte et la veine cave supérieure (*Dublin quaterly journal of med. Sc.*, 1853).

— Dans un autre fait d'anévrysme artério-veineux de l'aorte et de la veine cave supérieure, il n'y avait pas de souffle diastolique, mais un souffle continu avec renforcement systolique à maximum correspondant à l'articulation chondro-sternale droite et se propageant vers la pointe jusqu'à la région dorsale en dedans de l'omoplate droite (*Soc. anat.*, 1893).

ARTÈRE PULMONAIRE ; OREILLETTE, VENTRICULE DROITS. — La *compression du tronc de l'artère pulmonaire* et de ses branches donne lieu à des troubles dyspnéiques, probablement par anémie pulmonaire, mais dans tous les cas où elle est modérée, les symptômes sont peu appréciables. Nous verrons plus loin le rôle que cette compression peut jouer pour la production de la tuberculose.

Quant à la symptomatologie des *ruptures* et communications entre l'aorte et l'artère pulmonaire dont nous avons déjà étudié les caractères anatomiques, elle est souvent assez obscure. Dans quelques cas, la mort est rapide, elle survient au milieu de symptômes dyspnéiques très accu-sés avec expectoration sanguinolente et accidents lipothymiques. Plus souvent, les phénomènes morbides sont plus lents dans leur évolution et l'on a pu observer une survie de deux ou trois mois. Contrairement à l'opinion de quelques auteurs (Grisolle, Luton), la cyanose n'appartient pas à la symptomatologie des communications entre l'aorte et l'artère pulmonaire, et elle ne doit pas être confondue avec la teinte d'un bleu violacé survenant à la période asphyxique des affections cardiaques. Le signe constant par excellence, c'est la dyspnée, et elle atteint parfois un degré extrême ; mais l'expectoration sanguinolente n'est pas aussi fré-quente qu'on l'a dit. Enfin, il y aurait de la tendance à l'œdème généra-lisé ou localisé aux membres inférieurs, aux lipothymies, à l'angoisse pré-cordiale, au refroidissement général.

Les signes fournis par l'auscultation sont des plus vagues : souffle fort,

---

[1] Ce pouls bondissant par l'absence d'insuffisance aortique, observé dans le cours d'un anévrysme de l'aorte communiquant avec la veine cave supérieure, est à rapprocher de celui qui a été signalé dans les cas d'anévrysme aortique communiquant avec l'artère pulmonaire.

intense, superficiel, couvrant les deux bruits du cœur, plus faible pendant la diastole, s'entendant au niveau du cartilage de la 3° côte gauche (Hope) ; souffle intense et presque continu vers la partie moyenne du sternum (Thurnam, Stokes) ; souffle au second temps à la base avec propagation dans les vaisseaux du cou (Wade, Laveran) ; dédoublement des deux bruits du cœur (L. Brocq). Les caractères du pouls sont nuls.

Le diagnostic est toujours difficile. Cependant, on doit songer à cette complication d'après Brocq, dans les cas où surviennent *brusquement* des accidents dyspnéiques et lipothymiques avec apparition simultanée à la base, d'un frémissement cataire et d'un souffle systolique prolongé ou même continu avec renforcement, ne se propageant pas vers la pointe, sans cyanose, mais avec pâleur de la face.

Lorsque l'anévrysme s'ouvre dans l'*oreillette droite* ou dans le *ventricule droit*, les troubles fonctionnels sont à peu près les mêmes, sans que les signes d'auscultation puissent donner un renseignement précis, le siège du souffle au 2ᵉ, 3ᵉ ou 4ᵉ cartilage costal gauche pour l'artère pulmonaire, l'oreillette droite ou le ventricule droit n'ayant aucune valeur clinique. Les accidents asystoliques sont rapides et fréquents.

Voici une observation déjà ancienne, relative à une communication entre l'aorte et l'artère pulmonaire :

Il s'agit d'un jeune homme bien musclé et ayant toujours joui d'une bonne santé, sujet à des accès de vertige avec perte temporaire de la vision et tendance aux lipothymies depuis trois mois. Le malade était toujours pâle, chancelant, se plaignait du froid. Deux fois, on le porta évanoui de chez lui. A l'entrée à l'hôpital, on constate les symptômes suivants : face pâle et bouffie, anasarque, orthopnée, teinte bleue des lèvres, pouls variable et intermittent; angoisse extrême, rêves effrayants, cœur battant avec violence et tumultueusement; matité à la percussion, de la 2ᵉ à la 8ᵉ côte; souffle intense au premier bruit et frémissement cataire perçu dans toute la région cardiaque. Puis bientôt, nausées, vomissements, céphalalgie, accès de défaillance se terminant par des syncopes, attaques ressemblant à l'épilepsie sans écume à la bouche, impossibilité de se coucher sur le côté droit, absence de sommeil par crainte d'étouffer, sensation de battements d'ailes d'oiseau dans la poitrine (*flutterings*). Le frémissement cataire devient si fort qu'on peut le sentir à travers les vêtements, et l'on perçoit le bruit systolique à une grande distance. Les battements du cœur continuèrent à être violents et tumultueux ; le pouls s'affaiblit quoique le frémissement cataire augmentât d'intensité. Le malade succomba le lendemain d'une des attaques simulant l'épilepsie.

A l'*autopsie* : orifices auriculo-ventriculaires sains; ventricule gauche dilaté ; peut-être léger épaississement des parois du ventricule droit. Les deux cavités sont pleines d'un sang liquide, de couleur foncée. L'artère pulmonaire communique avec l'origine de l'aorte dilatée (atteinte d'artérite) par une petite ouverture à bords épais et arrondis. — SMITH, cité par STOKES (*Dublin Journ. of med. Sc.*, vol. XVIII).

Les anévrysmes de l'origine de l'aorte siégeant à sa paroi antérieure arrivent à comprimer les oreillettes, surtout celle de droite, et dans ces conditions, la maladie prend souvent le masque d'une affection cardiaque. L'ouverture d'une poche anévrysmale dans l'oreillette et le ventricule droits est un phénomène assez rare dont le diagnostic reste difficile. Dans un cas de rupture auriculaire, les symptômes suivants ont été constatés : accélération de la respiration, œdème des membres inférieurs, pas de bruit morbide, aucun signe d'anévrysme [1]. Chez un malade atteint d'anévrysme ouvert dans le ventricule droit[2], on a constaté un œdème des membres inférieurs, l'existence d'un bruit de diable au milieu du sternum et plus marqué vers la pointe, un bruit diastolique obscur s'entendant aux deux premiers espaces intercostaux, pouls petit, mort subite.

VOIES AÉRIENNES. — La *compression des voies aériennes* reproduit le plus souvent le tableau clinique des sténoses trachéo-bronchiques. La toux peut manquer ; mais, lorsqu'elle existe, elle est sèche, pénible, fréquente, même coqueluchoïde (surtout lorsque les pneumogastriques sont en même temps comprimés), avec ou sans expectoration muco-spumeuse. Il n'y a de l'aphonie complète ou incomplète que dans les cas de compression simultanée des nerfs récurrents. Les symptômes prédominants et caractéristiques sont : le cornage, le tirage, des troubles respiratoires divers et nombreux.

Le *cornage trachéo-bronchique* est caractérisé par un bruit rude, sonore, s'entendant à distance, surtout inspiratoire, augmentant souvent par les efforts ou les mouvements, produit par la colonne d'air passant à travers une portion rétrécie de la trachée ou des bronches. Il n'est pas toujours en rapport exact avec le volume de la tumeur ou l'intensité de la compression, mais bien plus avec la forme du rétrécissement. Il est différent du ronflement pharyngien qui disparaît avec le pincement du nez, des sifflements de l'asthme ordinairement expiratoires. Les deux temps de la respiration et surtout celui de l'inspiration ont une durée plus longue qu'à l'état normal. Le phénomène du cornage, indiqué par Laen-

---

[1] A l'autopsie (GAIRDNER, *The Glacow med. journ.*, 1876), on trouve trois poches anévrysmales : l'une comprime l'oreillette droite avec adhérences au poumon correspondant ; l'autre comprime l'oreillette avec laquelle elle communique et le ventricule droit en aplatissant l'orifice auriculo-ventriculaire ; la troisième descend sur la paroi droite et postérieure du ventricule droit en décollant le feuillet viscéral du péricarde. — BRADSHAW (*Brit. med. Journ.* 1880) a publié un cas à peu près semblable.

[2] J. HANDFIELD (*The med. Times and Gaz.*, 1880).

nec, a été plus complètement étudié par Stokes qui lui a donné trois noms d'après ses sièges différents : sifflements *trachéal*, *laryngo-trachéal*, *bronchique*, pouvant se montrer ensemble ou isolément. Le premier (*stridulation inférieure*) est le résultat de la compression de la trachée, et il est remarquable de constater qu'il se produit plus facilement, même avec une petite tumeur par une pression latérale que par une pression antéro-postérieure. Il est différent du sifflement laryngé produit par le spasme du larynx (*stridulation supérieure* ou *laryngotrachéale*). Il est à remarquer que la compression du récurrent, avant de produire la paralysie d'une des cordes vocales, détermine souvent des accès de spasme glottique parfois très graves au point qu'ils indiquent, d'après Krishaber [1], une urgente intervention par la trachéotomie. Quant à la *stridulation bronchique*, elle est due à la compression des bronches et se confond le plus souvent avec la seconde forme.

Le *tirage thoracique* est caractérisé par des dépressions inspiratoires se produisant aux creux sus-sternal et épigastrique, aux espaces intercostaux ; il est dû, en raison de l'absence ou de la diminution de l'aspiration thoracique, à la pression refoulant les parties molles et peu résistantes du thorax au moment de l'inspiration. Lorsque la compression de la tumeur s'exerce sur la trachée et sur les deux bronches, le tirage est bilatéral ; il est unilatéral lorsqu'une des bronches seulement est comprimée et rétrécie.

Les *autres troubles respiratoires* sont nombreux : dyspnée continue ou paroxystique avec allongement plus ou moins considérable de la phase expiratoire [2], ce qui donne parfois à cette dyspnée une ressemblance très grande avec celle de l'asthme ; affaiblissement ou abolition du murmure vésiculaire avec conservation de la sonorité à gauche parce que la bronche de ce côté est le plus souvent comprimée ; diminution des vibrations vocales ; souffle tubaire interscapulo-vertébral ; diminution de l'expansion thoracique et sorte d'immobilité du thorax au moment de l'inspiration, tous ces symptômes pouvant exister des deux côtés de la poitrine, plus souvent d'un seul côté lorsqu'une des bronches est seulement comprimée.

L'*affaiblissement unilatéral du murmure vésiculaire*, sans matité, sans aucun bruit morbide dans la poitrine, est un symptôme de haute

---

[1] *Société de Biologie*, 1866.

[2] LÉPINE, qui a publié un cas de ce genre (anévrysme sacciforme comprimant la trachée, dyspnée avec allongement de la phase expiratrice, *Revue de médecine*, janvier 1898), explique ce fait par le résultat suivant d'une expérience de MAREY : Si l'on fait respirer un sujet à travers un tube dans lequel une soupape crée un obstacle à l'inspiration, on voit la période inspiratoire s'allonger, et l'inverse avoir lieu si la soupape gêne l'expiration. Or, pendant l'expiration, la tension étant augmentée dans la cavité thoracique, il est vraisemblable qu'à ce moment la tumeur anévrysmale plus grosse doit augmenter l'obstacle au passage de l'air.

valeur, permettant souvent, aussi bien que la paralysie d'une des cordes vocales vue au laryngoscope, de mettre sur la voie du diagnostic. Stokes disait qu'il peut se rencontrer dans une « forme spéciale » de la maladie, celle où l'anévrysme est assez petit pour ne produire ni stridulation, ni pulsations, ni matité appréciable. Il ne s'agit pas alors d'une « forme spéciale », mais d'un siège spécial de la tumeur sur l'une des bronches, surtout sur celle de gauche [1]. Ce phénomène clinique ne reste pas toujours isolé, et toutes les fois qu'on le constate, on devra chercher le signe des secousses trachéo-bronchiques dont nous devons parler ; sa présence indique l'existence de la tumeur sur la bronche dans un point déterminé, mais son absence n'infirme en aucune façon la compression de la bronche. Cet affaiblissement du murmure vésiculaire, ordinairement permanent comme la cause qui le produit, que ne peuvent expliquer ni un épanchement pleural, ni un pneumothorax, ni aucune autre lésion pleuro-pulmonaire, arrive très rarement jusqu'à sa suppression complète, et il a ceci de particulier qu'il peut disparaître assez rapidement lorsque la compression diminue ou change de direction.

Stokes a encore constaté quelques modifications respiratoires à la suite de la compression de la bronche gauche : 1° l'absence de murmure vésiculaire seulement pendant la première moitié de l'inspiration ; 2° l'immobilité relative du côté de la poitrine, au moment de l'inspiration avec expansion exagérée du côté opposé ; 3° l'absence de vibrations de la voix dans le lobe supérieur du poumon, son affaiblissement dans le lobe inférieur alors que dans l'autre poumon la résonnance vocale est exagérée. Greene avait également insisté sur ces faits, et dans une observation d'anévrysme de la crosse aortique situé avant l'origine du tronc innominé avec compression de la bronche gauche, Mayne indique la disposition de la déformation thoracique : la moitié gauche de la poitrine avait subi une diminution d'étendue, les côtes semblaient s'être rapprochées et le côté tout entier était rétréci, comme après la résorption d'un épanchement pleurétique ; puis bientôt, ce même côté avait subi une diminution dans le sens de la hauteur (épaule portée en avant, angle de l'omoplate écarté des parois thoraciques).

Sans doute, *ces déformations thoraciques* n'ont rien d'absolument spécial aux anévrysmes et elles s'observent également pour toutes les tumeurs comprimant les bronches ; mais lorsqu'on les constate surtout avec l'affaiblissement du murmure vésiculaire dans un côté de la poitrine, on n'est pas éloigné du diagnostic.

D'autres fois, on observe un ralentissement de la respiration, d'où accé-

---

lération du cœur (*tachycardie d'origine respiratoire*) ; c'est là une des conséquences fréquentes de la compression et du rétrécissement des voies aériennes. Les battements du cœur s'accélèrent, en raison même de la sténose trachéo-bronchique, Marey ayant démontré que, dans tous les cas où l'on respire par un tube étroit, les battements cardiaques deviennent plus fréquents à mesure que les mouvements respiratoires se ralentissent. Mais, l'accélération cardiaque est beaucoup plus accusée et fréquente par le fait de la compression des nerfs pneumogastriques (*tachycardie d'origine nerveuse*).

D'autres conséquences (œdème pulmonaire, broncho-pneumonies, pneumonies « destructives », gangrène et tuberculose pulmonaire), ont été signalées à la suite des sténoses trachéo-bronchiques produites par les anévrysmes de l'aorte. Elles trouveront leur place un peu plus loin, parce que d'autres influences jouent un rôle plus important et plus indiscutable dans la production de ces accidents. Il nous suffit de rappeler l'emphysème et le collapsus pulmonaires, comme les conséquences naturelles et directes des sténoses trachéo-bronchiques.

Secousses trachéo-bronchiques. — Un anévrysme, même de très petit volume, placé dans un point fort limité, à la région postéro-inférieure de la portion transversale de la crosse aortique, est pour ainsi dire à cheval sur l'origine de la bronche gauche. Il imprime à celle-ci, à chaque pulsation artérielle, de haut en bas, un mouvement brusque qui se transmet à tout le tube laryngo-trachéal et que l'on peut constater par la vue, le plus souvent par le toucher. La meilleure manière de le constater est la suivante : Le malade étant debout ou assis, la bouche fermée, on lui fait lever le menton aussi haut que possible ; on prend alors le cartilage cricoïde du larynx entre l'index et le pouce en le maintenant de haut en bas (comme dans la figure 162) ; on sent alors les deux doigts brusquement entraînés de haut en bas, à chaque pulsation anévrysmale. Ce signe, bien étudié par Oliver (1878), Cardarelli (1879), Mac Donnel qui en a publié 25 observations en 1891, ensuite par Martin Durr en 1893[1], est d'une grande importance, puisqu'il permet de diagnostiquer de la façon la plus exacte, le siège d'un anévrysme toujours latent dans ses symptômes physiques. Le signe de la secousse trachéale appartient exclusivement aux tumeurs anévrysmales et nullement aux autres tumeurs du médiastin, il peut exister longtemps à l'état isolé sans aucun autre symptôme de compression. Il est facile de voir (fig. 161), que la tumeur, si elle s'étend même dans une très petite étendue jusqu'au niveau de

---

[1] *Soc. anat.* et *thèse de Paris*, 1893.

l'angle obtus formé par la terminaison de la trachée et l'origine de la bronche gauche, peut comprimer deux nerfs : le pneumogastrique, d'où *tachycardie*, et le nerf récurrent, d'où *paralysie de la corde vocale gauche* et aphonie complète ou incomplète. Il en résulte que si un malade présente le signe des secousses trachéales, puis la tachycardie et l'aphonie, on pourrra, préciser non seulement le siège topographique, mais l'extension de la tumeur anévrysmale. A ce niveau, on peut encore observer en arrière des signes de compression de l'œsophage (*dysphagie*).

On a pu parfois penser au diagnostic d'un anévrysme de l'aorte comprimant le nerf ré-

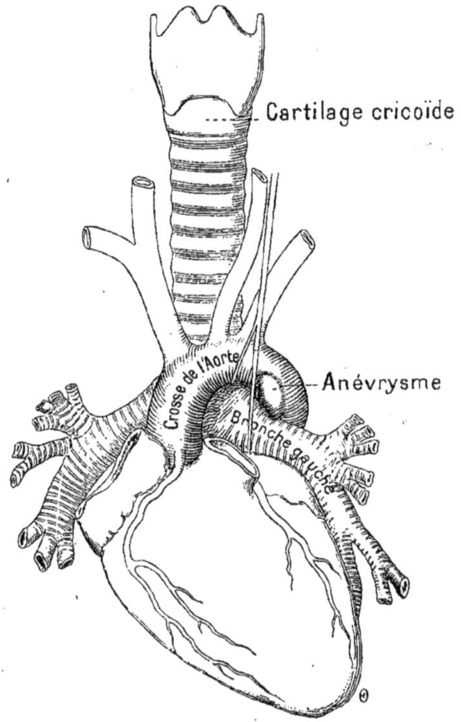

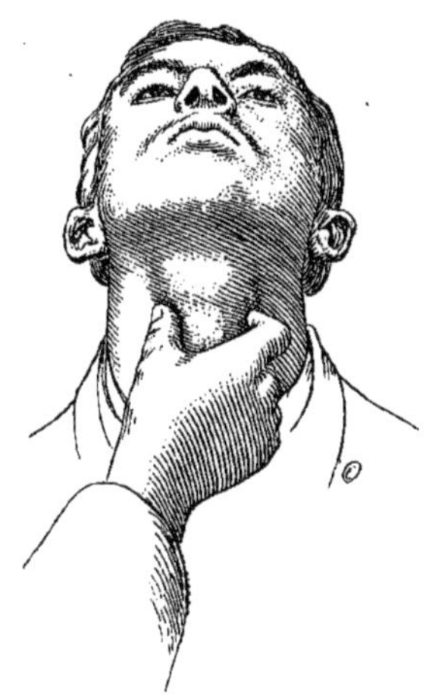

Fig. 161. — Situation de l'anévrysme dans le cas de secousses trachéo-bronchiques, pouvant encore comprimer le nerf-pneumogastrique (d'où tachycardie) et le nerf récurrent (d'où paralysie de la corde vocale gauche).

Fig. 162. — Constatation des secousses trachéo-bronchiques (anévrysme à cheval sur la bronche gauche à laquelle il communique ses battements).

current, par la simple constatation d'une paralysie de la corde vocale gauche [1], survenue en l'absence de toute affection laryngée. Les secousses trachéales ont une valeur bien autrement grande, puisqu'elles permettent, pour ainsi dire, de tâter le pouls de la crosse aortique. Il est certain que ce signe deviendra plus fréquent, s'il est mieux connu et

[1] TÜNGEL. Einige Fälle von aorten aneurismen mit compression der Luftwege, 1860. — POTAIN (*Union médicale*, 1865).

s'il est recherché attentivement. Je l'ai constaté déjà cinq fois, à l'état isolé dans deux cas, et dans les trois autres avec le signe concomitant de la paralysie de la corde vocale gauche, une seule fois avec la triade symptomatique : aphonie, tachycardie, secousses trachéales [1].

Lorsque le sac anévrysmal d'une grande dimension est placé au-devant de la trachée à laquelle il est uni par une couche cellulo-fibreuse, il a parfois pour résultat de restreindre ses mouvements, d'où une certaine *immobilité du larynx*, même avec une dyspnée intense. Ce phénomène, opposé à celui des secousses trachéales, permettrait, quoique rarement, de fixer encore le siège topographique de la tumeur.

Troubles de la voix. — *L'aphonie* disparaît avec la guérison spontanée de l'anévrysme ; mais, même dans ce cas, elle peut persister et devenir irrémédiable par atrophie des muscles de la corde vocale.

Il est utile de revenir sur les troubles de la voix qui ont une grande importance, en raison, non seulement du diagnostic qu'ils permettent d'établir, mais aussi des erreurs auxquelles ils exposent. Lorsque l'on constate, en l'absence même de tout autre symptôme de compression, une paralysie d'une des cordes vocales, nous avons dit que ce seul signe est souvent suffisant pour faire penser à l'existence d'une tumeur anévrysmale. Au début ou pendant le cours de la compression du récurrent, il peut survenir des accès de *spasme glottique*, parfois d'une grande gravité. Puis, la voix devient voilée, enrouée, rauque, croassante, bitonale, et il y a quelquefois aphonie complète. Mais, un des caractères importants de l'aphonie anévrysmatique, permettant de faire le diagnostic de compression du récurrent, c'est l'irrégularité de ses allures, sa disparition un jour et sa réapparition le lendemain, au point que l'on croit à une trompeuse accalmie. Les variations de la voix se font encore dans son timbre : en vingt-quatre heures, dit Stokes, la voix passe du fausset aigu aux sons les plus graves ; quelquefois, c'est « un léger murmure qu'on entend à peine, et à d'autres moments, un son rauque et croassant », ces différences pouvant se montrer jusqu'au moment de la mort. Le même fait ne se présente que dans les polypes laryngés avec lesquels les anévrysmes de l'aorte sont du reste souvent confondus. Ce n'est pas ainsi que se comportent les affections chroniques du larynx : les troubles de la phonation sont d'ordinaire progressifs et graduels dans leur marche, la voix s'affaiblit de jour en jour, s'altère de plus en plus pour disparaître

---

[1] Outre ces secousses laryngo-trachéales, on observerait parfois un mouvement d'oscillation de la tête d'arrière en avant dû à la secousse imprimée à la bronche gauche par le sac anévrysmal. (BRUSCHINI et COOP. *Rivista clin. e terapia*, 1898.) Ce signe a une valeur très douteuse.

ensuite presque complètement et définitivement. Cette aphonie complète et définitive, avons-nous dit, finit par s'observer également dans les anévrysmes à la suite d'une compression prolongée des récurrents qui produit consécutivement l'atrophie des muscles laryngés.

Un autre symptôme, qui n'a jamais été jusqu'ici signalé, est relatif aux accès de *vertige laryngé* dont nous avons observé un cas intéressant et qui nous paraissent avoir une grande importance de pronostic, puisqu'ils sont parfois le prélude de la mort subite.

Affections broncho-pulmonaires par compression du nerf vague ou de l'artère pulmonaire. — Nous étudierons d'abord les rapports qui existent entre les anévrysmes aortiques et la *phtisie pulmonaire*. Celle-ci est une complication signalée pour la première fois par Stokes.

On connaît, sans qu'il soit nécessaire d'insister, les lésions produites sur l'appareil broncho-pulmonaire chez les animaux vagotomisés : emphysème, troubles de sécrétion bronchique, foyers congestifs et apoplectiques du poumon. Or, des observations anciennes comme celle de Bignardi (de Modène, 1840), ont noté avec la tuberculose pulmonaire, l'altération des nerfs vagues comprimés par des ganglions trachéo-bronchiques très hypertrophiés. En 1864, Hérard et Cornil, Habershon, émettent l'opinion que des lésions du poumon (congestion, pneumonie chronique, tuberculose) peuvent être le résultat de la compression des nerfs vagues. Cette idée est partagée par Hanot, dans son étude sur « le rapport entre l'anévrysme de la crosse de l'aorte et la pneumonie caséeuse[1] ».

Ce qui prouve qu'il y a une relation de cause à effet entre les lésions des nerfs vagues et celles des poumons, c'est que celles-ci se produisent toujours, sauf de très rares exceptions, du même côté : à gauche avec la compression du pneumogastrique gauche, à droite avec la compression du pneumogastrique droit. D'autre part, les lésions pulmonaires existent plus souvent à gauche parce que la crosse aortique est en rapport plus immédiat avec le pneumogastrique gauche. Elles ne se montrent à droite que dans les cas où l'anévrysme siège à la portion horizontale de la crosse ou encore intéresse le tronc brachio-céphalique. Mais, il ne suffit pas dans les autopsies d'indiquer les rapports plus ou moins immédiats que l'anévrysme affecte avec les nerfs pour conclure. La tumeur peut les refouler sans les comprimer ; elle peut les comprimer sans les distendre ni les altérer, et le plus souvent ils ne sont lésés que par une sorte de martèlement continu de la tumeur anévrysmale, et surtout par leur enserrement dans des épaississements conjonctivo-fibreux. Alors, on constate

[1] *Archives de médecine*, 1876.

des lésions plus ou moins profondes des nerfs vagues comme dans
l'observation suivante et déjà ancienne de Talamon.

Un homme de 43 ans, ni syphilitique, ni alcoolique, était atteint d'anévrysme du tronc brachio-céphalique déterminant une compression du pneu-
gastrique droit.

A l'*autopsie,* on trouve les lobes moyen et inférieur du poumon droit semés
de noyaux d'hépatisation au milieu d'un tissu splénisé, le lobe supérieur
congestionné avec deux ou trois noyaux d'hépatisation, des lésions de broncho-pneumonie suppurée ; dans la trachée vivement injectée à 3 centimètres
de sa bifurcation, une ulcération peu profonde, saignante, de 2 centimètres
de long sur un de large, à grand axe parallèle à la trachée. Le sang qui
colorait les crachats pendant la vie provenait de cette ulcération et non de
l'anévrysme, dont les parois étaient intactes. Appliqué sur la tumeur anévrysmale, le tronc du pneumogastrique droit était repoussé en avant, aplati
et en particulier dissocié sur une longueur de 3 centimètres. Examinées au
microscope, les fibres sont dégénérées, déformées, avec disparition des
cylindre-axes, présentant des dilatations formées par la myéline accumulée
en gros blocs noircis par l'acide osmique, des rétrécissements où la myéline apparaît sous forme de granulations noirâtres plus ou moins nombreuses.
D'autres tubes sont complètement vides, n'ayant que leur gaine de Swann,
avec ses noyaux de place en place ; multiplication des noyaux cellulaires du
névrilemme ; gros corps granuleux arrondis, disséminés en assez grand
nombre entre les fibres nerveuses ; pas de modification du tissu cellulaire
interfasciculaire. (*Soc. anat.*, 1879.)

D'après ces faits, on ne peut donc refuser aux anévrysmes de l'aorte
et surtout aux lésions consécutives des nerfs pneumogastriques, un rôle
important dans la genèse des infections pulmonaires. Sur 35 cas recueillis,
voici la répartition de celles-ci[1] :

Pneumonie fibrineuse	4 fois.
Pneumonie destructive, nécrosante	14 —
Bronchopneumonie suppurée	1 —
Pleuropneumonie et pleurésie	3 —
Tubercolose granulique	10 —
Pneumonie caséeuse	2 —
Dilatation bronchique suppurée	1 —
	35 fois.

En un mot, la lésion nerveuse prépare le terrain pour les diverses
infections pulmonaires : pneumocoque, bacille de Koch, etc. Mais, lorsque
la *compression de l'artère pulmonaire* par l'anévrysme s'ajoute encore à
cette cause, les lésions du poumon subissent rapidement la transforma-

---

[1] H. MEUNIER. Du rôle du système nerveux dans l'infection de l'appareil broncho-pulmonaire (*Thèse de Paris*, 1896). — La pneumonie du vague (*Arch. de méd.*, 1895).

tion caséeuse ou s'infiltrent de granulations tuberculeuses, ce qui se comprend facilement en raison de l'influence phtisiogène du rétrécissement de ce vaisseau. On cite ainsi plusieurs observations, et il suffit de noter celle de Hanot[1], relative à une pneumonie caséeuse gauche préparée par la lésion du nerf vague gauche et produite en même temps par la compression de l'artère pulmonaire.

L'*œdème aigu du poumon* est une complication redoutable qui peut survenir dans le cours d'un anévrysme de l'aorte, et entraîner une mort très rapide, comme j'en ai observé trois cas. Cette complication survient surtout dans les anévrysmes de l'aorte ascendante avec péri-aortite englobant les nerfs du plexus cardiaque.

Si l'on en croit Greene et Carswell[2], la *gangrène pulmonaire* par compression des « artères nourricières du poumon » ne serait pas un fait rare dans l'histoire clinique des anévrysmes aortiques, et cependant cette complication n'est presque jamais signalée. D'après Stokes, l'absence fréquente de symptômes physiques et l'existence des signes de compression bronchique avant l'expectoration fétide, doivent faire admettre l'existence probable d'une gangrène pulmonaire et d'une tumeur thoracique, si cette expectoration a été précédée d'un affaiblissement de la respiration dans l'un des poumons.

Quant aux symptômes résultant de la rupture de l'anévrysme dans les voies aériennes, ils ont été exposés au sujet de l'anatomie pathologique, et l'on a vu qu'ils sont de deux sortes : *hémoptysie foudroyante* et rapidement mortelle ; *hémoptysies répétées*, comme fractionnées, pouvant, à la faveur de dispositions anatomiques spéciales, se reproduire pendant des semaines, des mois, même des années. On ne les confondra pas avec les hémoptysies dues à la simple ulcération de la trachée ou des bronches sans rupture, ou dues aux infarctus pulmonaires.

Epanchements pleuraux. — Il n'est pas question ici de la rupture de l'anévrysme dans la plèvre, surtout dans la plèvre gauche, accident mortel dont nous avons déjà parlé. Il s'agit des divers épanchements pleuraux que l'on observe surtout dans le cours des anévrysmes de l'aorte thoracique descendante et dont les causes sont multiples : épanchement surtout à droite, lorsque les malades sont en même temps artério-scléreux ; hydrothorax dans les cas où existe une compression des veines pulmonaires et surtout de la grande veine azygos ; pleurésies hémorrhagiques à la suite d'infarctus pulmonaires produits par des causes diverses, à la suite de foyers multiples d'apoplexie pulmonaire dus à la

---

[1] *Soc. de biologie*, 1873. — [2] GREENE. *Dublin journal of med. sc.*, 1836. — CARSWELL. *Dublin quaterly journal of méd. sc.*, 1850.

compression parésiante des nerfs vagues par la tumeur ; pleurésies d'origine tuberculeuse. En dehors de ces épanchements assez faciles à reconnaître en raison des symptômes concomitants relatifs à la compression des vaisseaux, il en existe d'autres où la tumeur anévrysmale produit par elle-même un épanchement pleural, et alors on est en présence d'une difficulté sérieuse de diagnostic et de graves dangers lorsqu'on se trouve en présence d'un anévrysme latent masqué par un épanchement pleural. Les exemples suivants que j'ai déjà publiés [1] vont le démontrer :

— En 1871, à l'hôpital Lariboisière, on pratique avec le gros trocart de Reybard la thoracentèse sur un homme atteint d'un épanchement pleural gauche paraissant très abondant, à en juger par l'étendue et l'intensité de la matité, par les troubles respiratoires et dyspnéiques. Il y avait cependant un fait paradoxal : la *faible* déviation du cœur à gauche, ce qui était peu en rapport avec l'abondance supposée du liquide. Après la ponction qui permit de retirer 1 200 grammes de liquide citrin, le malade fut pris d'une abondante expectoration albumineuse avec phénomènes asphyxiques auxquels il succomba dans la soirée. A l'*autopsie*, la cavité thoracique gauche a été trouvée presque remplie par un énorme anévrysme de l'aorte thoracique, le long duquel le trocart avait glissé, sans heureusement le pénétrer.

— « Je me souviens, dit Potain (cité par Martin-Dürr, clinique du 21 mars 1893), d'une femme à l'hôpital Necker, qui présentait un épanchement pleurétique que je dus ponctionner. Cette femme mourut, et à l'autopsie on constata très peu de liquide dans la plèvre avec un énorme anévrysme de l'aorte, et je frémis à la pensée que le trocart de Reybard dont nous nous servions alors, aurait pu rencontrer cette poche anévrysmale au lieu du kyste pleural. »

— Chez une femme atteinte d'un épanchement pleurétique droit assez abondant, on se propose de pratiquer la thoracentèse (*thèse de* J. Robert 1898), lorsqu'elle meurt subitement. A l'*autopsie*, on trouve un épanchement pleural de 2.400 grammes et un gros anévrysme aortique.

Dans certains cas, la thoracentèse a été pratiquée, comme pour la première observation, et quoique le sac anévrysmal n'ait pas été atteint, on a remarqué après l'évacuation du liquide, soit la production d'une expectoration albumineuse mortelle, soit l'ouverture de la tumeur dans la plèvre, soit son augmentation considérable. Voici deux faits :

— En même temps qu'une tumeur anévrysmale siégeant au niveau des vertèbres dorsales supérieures, existait une pleurésie abondante observée par Gros (*Alger méd.*, 1881). La ponction ramène trois litres de liquide séreux,

---

[1] *Journal des Praticiens*, 1896. — Bien d'autres faits semblables peuvent être signalés. En 1860 (*Soc. anatomique*) FRITZ a cité le fait d'un anévrysme occupant les deux premières parties de la crosse aortique avec épanchement pleural gauche pour lequel on pratiqua la thoracentèse.

mais une mort rapide s'ensuit par ouverture de l'anévrysme dans la plèvre.

— Un malade de 48 ans, atteint de troubles cardiaques singuliers, caractérisés par une impulsion énergique et vibrante du cœur et par d'autres symptômes rappelant ceux d'une symphyse péricardique, présente une dyspnée assez intense que paraît suffisamment expliquer la présence d'un épanchement pleural. Il est décidé, après consultation, que la thoracentèse devra être pratiquée d'urgence si les accidents dyspnéiques persistent et s'accentuent, et cela quoique l'épanchement pleural présentât alors quelques anomalies, parmi lesquelles son immobilité presque complète sous l'influence des changements de position du malade. Quelques jours après, l'oppression augmentant encore et paraissant menacer l'existence, la thoracentèse fut pratiquée. Quelle ne fut pas notre stupéfaction en voyant aussitôt l'aiguille animée de grandes oscillations et faire ainsi office de sphygmographe ! On retira seulement 850 grammes d'un liquide séreux et peu sanguinolent, ce qui prouva qu'heureusement l'aiguille n'avait pas atteint la poche anévrysmale. Mais, à partir de ce jour, celle-ci, qui n'était plus ni maintenue, ni comprimée en quelque sorte par l'épanchement pleural, prit une extension rapide et considérable, des battements expansifs d'une grande violence et d'une grande étendue ébranlèrent les cavités thoracique et abdominale. Le malade mourut trois mois après, et la latence de cette énorme tumeur s'explique par sa situation première qui ne donne lieu souvent à aucun symptôme, c'est-à-dire dans la portion de l'aorte thoracique descendante située entre la bronche gauche et le diaphragme. — H. HUCHARD. *Journal des Praticiens*, 1896.

Que conclure de ces faits si importants au point de vue pratique ?

Lorsqu'un malade présente un épanchement pleural gauche mal expliqué, il faut se mettre en garde, penser à la possibilité d'une tumeur anévrysmale placée derrière, et il faut toujours se rappeler avec Stokes, que « l'anévrysme de l'aorte thoracique n'offre aucun symptôme caractéristique, que c'est une des maladies qui peuvent le plus facilement rester latentes ». Donc, l'erreur est possible, et lorsqu'on la reconnaît après la ponction thoracique, il est indiqué de retirer très peu de liquide, afin de ne pas exposer la tumeur à se rompre ou à s'étendre, comme nous venons de le voir dans les deux observations précédentes.

On peut encore observer parfois un épanchement pleural d'un côté suivi bientôt de la rupture anévrysmale dans la plèvre de l'autre côté, et Grasset a publié à ce sujet un remarquable exemple.

Il s'agissait d'un homme de 38 ans, rhumatisant et réformé autrefois pour une endo-péricardite. Il présentait les signes d'un épanchement pleural gauche survenu sans cause apparente, à marche rapide, pour lequel on pratiqua une thoracentèse ayant donné issue à 1 800 grammes d'un liquide brunâtre renfermant une forte proportion de globules sanguins. On pouvait certes croire à une pleurésie hémorrhagique, tuberculeuse ou cancéreuse.

Trois semaines après cette ponction à la suite de laquelle le liquide ne s'était pas reproduit, le malade éprouve subitement une violente douleur thoracique à droite avec vertige et état syncopal ; il présente des signes d'épanchement pleural dans ce côté et meurt deux jours après. A *l'autopsie*, on trouve une vaste hémorrhagie pleurale droite avec un caillot énorme baignant dans une certaine quantité de liquide et dont le poids était de 3 200 grammes. La plèvre gauche n'était plus que tapissée par des membranes épaisses et roussâtres sans tubercules. Il existait une grosse tumeur anévrysmale dans le médiastin postérieur près du diaphragme avec déchirure capable de contenir le doigt, ouverte dans la plèvre droite, comprimant l'œsophage et contractant de fortes adhérences avec la plèvre gauche. Dans le péricarde, présence d'un peu de liquide louche et purulent. — GRASSET. Obs. résumée. *Nouveau Montpellier médical*, 1893[1].

ŒSOPHAGE. — Sa compression se traduisant par la *dysphagie*, n'appartient pas aux anévrysmes de l'aorte ascendante, elle se montre surtout dans ceux de la portion transverse et descendante de l'aorte thoracique. Symptôme très variable, pouvant apparaître et disparaître chez le même malade, se montrer dans des points différents, exister avec une grande intensité au point que le passage des aliments est presque impossible, il est constitué parfois par la simple sensation d'un léger obstacle, d'une douleur obtuse en l'absence de cette sensation. Le plus souvent, les aliments liquides passent facilement. Un malade observé par Law (1841) ne pouvait plus avaler dans le décubitus dorsal et mangeait toujours assis, le corps penché en avant et de côté. Stokes a donné un exemple de dysphagie avec périodes de rémission, se reproduisant à quatre reprises différentes. L'anévrysme, très volumineux, rempli de caillots, naissait de la première partie de l'aorte descendante ; il s'adossait au corps de cinq des vertèbres dorsales qui avaient subi une perte de substance considérable, et d'autre part il comprimait la bronche gauche et l'œsophage, lesquels présentaient plusieurs perforations obstruées par des caillots.

Les anciens auteurs avaient déjà insisté sur cette dysphagie. Morgagni (lettres 17 et 18) en rapporte plusieurs faits, puis Lieutaud, Bertin et Bouillaud. Mais, on n'est pas d'accord sur son degré de fréquence. Mondière[2] dit que les anévrysmes aortiques donnent rarement lieu à des

---

[1] Une des observations les plus anciennes de rupture d'un anévrysme dans la plèvre et le poumon a été donnée par de MARCHETTIS (de Padoue) en 1640, dont la thèse de WARMONT (Paris 1858) a voulu très légitimement sauver le nom de l'oubli. Le médecin de Padoue avait établi le diagnostic d'un « anévrysme au-dessous du cœur » chez un homme de 65 ans ressentant des « pulsations extraordinaires dans la partie thoracique gauche ». Le malade mourut suffoqué pendant une nuit, et à l'autopsie, on trouva le « tissu du poumon droit détruit avec la cavité droite de la poitrine remplie de sang ».

[2] *Arch. de médecine*, 1833.

troubles de la déglutition. G. Greene les a constatés 9 fois sur 12, et il cite un cas de mort après un cathétérisme œsophagien[1]. C'est Mondière qui a raison ; car, pour que l'œsophage soit et reste comprimé, il faut qu'il ait contracté des adhérences avec la tumeur anévrysmale, son déplacement par elle n'étant pas toujours synonyme de compression.

AUTRES SYMPTOMES DE COMPRESSION. — Dans les anévrysmes de l'aorte thoracique descendante, la compression du grand sympathique produit parfois des phénomènes divers : une *inégalité pupillaire* surtout par myosis à gauche ; parfois *hyperhydrose* de la poitrine, sous forme de véritables crises sudorales signalées à la face, au cou, à la paroi thoracique[2].

Outre la tuberculose pulmonaire que nous avons étudiée, outre quelques accès de vomissements, de toux coqueluchoïde, de dyspnée ou de tachycardie, la compression du pneumogastrique a paru déterminer de la *polyurie* ou du diabète insipide, en l'absence de lésion rénale. Deux faits de ce genre ont été publiés par Ralfe, puis un autre par Thiroloix dans la même observation où la compression du nerf vague et du grand sympathique avait donné lieu à des crises de vomissements, de dyspnée, de polyurie (cinq litres par jour) de sueurs locales[3]. D'après Houghton (cité par Ralfe), la compression des nerfs de l'abdomen par des tumeurs peut également aboutir à de la polyurie.

Lorsque la *veine azygos* est comprimée, on observe un développement bilatéral du réseau veineux de toute la paroi thoracique.

La compression du *canal thoracique* observée par Valsalva, Santorini, P. Barbette, Morgagni, Laennec, a été signalée par différents auteurs comme une cause d'amaigrissement ou de véritable cachexie, seulement en raison d'idées théoriques. Car, il a été démontré anatomiquement par Cruikshank, que les vaisseaux chylifères s'anastomosent assez largement avec les lymphatiques du foie et du diaphragme, ce qui assure le déversement du fluide nourricier dans les veines, et la clinique a indiqué que l'obstruction presque complète du canal thoracique est compatible avec un certain embonpoint (W. Turner)[4].

---

[1] *Journal of med. Dublin,* 1846.

[2] *Soc. anatomique,* 1891.

[3] RALFE (*The Lancet,* 1876). — THIROLOIX (*Soc. anatomique,* 1891).

[4] PAUL BARBETTE cite le cas d'Esener (1664) relatif à un « anévrysme de l'aorte qui dilate extrêmement l'artère, distend les autres vaisseaux du cœur remplis de sang et empêche le canal thoracique de se vider, lequel est gonflé de la grosseur d'un doigt. » *Œuvres de méd. et chirurgie* de P. BARBETTE (d'Amsterdam), Lyon 1693. — LAENNEC n'a vu qu'une seule fois, dit-il, un anévrysme faux consécutif de l'aorte descendante ayant comprimé et détruit le canal thoracique, ce qui avait « produit l'engorgement de tous les vaisseaux lactés ». (*Journal de méd.,* t. XII, et *Traité de l'auscultation médiale*). — W. TURNER. Two cases of thoracic aneurism producing obstruction of the thoracic Duct (*Edinb. med. chir. journ.,* 1859).

La *paraplégie* est due à plusieurs causes : embolie de l'aorte (très rare) ; thrombose de l'aorte surtout dans les anévrysmes de l'aorte abdominale, auquel cas il s'agit souvent d'une paralysie intermittente et douloureuse des extrémités ; compression du plexus lombaire, de la moelle par la rupture du sac dans le canal rachidien, accident rare dont Laennec a donné un bon exemple.

Enfin, une mention spéciale doit être réservée aux compressions des nerfs et de différents organes par la *médiastinite*, ou formation d'un tissu fibroïde qui, envahissant les deux médiastins et surtout le médiastin antérieur, produit parfois des compressions permanentes de nerfs et de vaisseaux qui peuvent survivre à la guérison spontanée des anévrysmes, d'où l'existence de *douleurs névralgiques* persistantes, production du *pouls paradoxal*, etc.

La terminaison par *rupture dans le péricarde* a été étudiée cliniquement à l'anatomie pathologique.

OBLITÉRATIONS ARTÉRIELLES

Dans le cours de tous les anévrysmes et dans celui des anévrysmes de l'aorte en particulier, on peut observer des oblitérations artérielles survenant de deux manières différentes : par *thrombose*, par *embolie*.

Les oblitérations par thrombose sont connues depuis longtemps, elles affectent surtout les artères collatérales, celles qui naissent sur le sac ou à proximité. Une des plus anciennes observations est celle de Petit [1]. Il s'agissait d'un anévrysme siégeant au niveau de la bifurcation de la carotide droite et guéri spontanément. Le malade étant mort « d'apoplexie », on trouva à l'autopsie la carotide complètement oblitérée depuis sa bifurcation jusqu'à la sous-clavière droite. — A la fin du siècle dernier, Desault avait constaté le même fait pour un anévrysme poplité en travail de guérison spontanée. Le caillot qui se prolongeait à trois travers de doigt dans la cavité artérielle au-dessus du sac anévrysmal, avait une telle consistance et oblitérait le vaisseau à tel point qu'une injection poussée par l'artère iliaque correspondante n'avait pu pénétrer dans la jambe et le pied que par les vaisseaux collatéraux. — Plus tard (1805 et 1817), Astley Cooper, s'autorisant de deux faits, l'un relatif à un anévrysme de la crosse aortique avec oblitération complète de la carotide gauche n'ayant donné lieu pendant la vie à aucun accident cérébral, l'autre à un rétrécissement de l'isthme de l'aorte avec un tel développement de la circulation com-

---

[1] *Acad. royale des sc. de Paris*, 1765.

plémentaire que la vie avait pu longtemps se maintenir, n'hésita pas à tenter la ligature d'une des carotides et osa même pratiquer, sans succès du reste, celle de l'aorte abdominale.

A l'anatomie pathologique, en étudiant la guérison spontanée, nous avons vu des faits semblables signalés par Hogdson et ensuite par beaucoup d'autres auteurs. Bérard étudiant ensuite ce phénomène (1830), en était arrivé à conclure, avec quelque exagération, que les artères s'ouvrant dans les tumeurs anévrysmales restent rarement perméables, et que le plus souvent elles sont murées par des couches fibrineuses adhérentes à la face interne du sac ; il ajoutait avec raison que ces artères oblitérées dans une assez grande étendue n'étaient pas perdues pour la circulation, puisque « leurs branches dilatées et anastomosées tant en haut qu'en bas avec les autres collatérales continuaient la chaîne vasculaire ».

Voilà ce qui explique pourquoi des oblitérations de gros vaisseaux comme la carotide, se produisant *lentement*, sont rarement suivies de phénomènes d'ischémie ou de nécrobiose et restent latentes au point de vue fonctionnel. Mais le signe caractéristique de cette oblitération est la suppression du pouls dans l'artère intéressée. Ce signe peut même, dans certains cas, aider au diagnostic des anévrysmes latents. Ainsi, lorsque l'on constate, avec la suppression du pouls radial et carotidien l'existence d'une augmentation de la matité aortique, cela en l'absence de souffles valvulaires, il y a lieu de penser à un anévrysme de la crosse de l'aorte au niveau de sa convexité.

Les faits d'oblitération de la carotide sans symptômes cérébraux sont assez nombreux. En dehors de ceux que nous venons de signaler, on peut encore citer les suivants : obstruction de la carotide gauche et du tronc innominé (Velpeau) ; oblitération de la carotide primitive sans lésion encéphalique (Landouzy, Liouville, Greenhow, Soupault, etc.)[1]. Du reste, il est démontré qu'à la suite de la ligature d'une carotide, les accidents cérébraux ne surviennent que dans la proportion de 75 sur 241.

Cependant, des accidents peuvent survenir, surtout dans les cas d'oblitération brusque ou rapide, et dans l'oblitération ancienne de Petit, nous lisons que la malade est morte « d'apoplexie ». Stokes rappelle un fait emprunté à Law, dans lequel une oblitération de la carotide par un anévrysme, avait été suivie d'une hémiplégie gauche, par « afflux insuffisant du sang artériel » dans l'encéphale. A la suite de l'oblitération de la carotide gauche, on voit survenir chez un homme atteint d'anévrysme de l'aorte, une hémiplégie droite, et à l'autopsie on constate un ramollissement du corps strié et du centre ovale gauche (Chevers). L'oblitération

---

[1] VELPEAU (*Traité de méd. opératoire,* 184). — LANDOUZY. LIOUVILLE (*Soc. anat.* 1872 et 1873). — GREENHOW (*Trans. of the clin. soc. of. London,* 1876). — SOUPAULT (*Soc. anat.* 1892).

de la carotide gauche donne lieu à une hémiplégie incomplète (Banks).
Bien d'autres cas semblables ont été signalés depuis, dans les Bulletins
de la Société anatomique, et il suffira de rappeler le suivant :

Un malade entre à l'hôpital pour une pleurésie qui fut ponctionnée séance
tenante. Le lendemain, troubles de la parole, hémiplégie de tout le côté
droit, la face comprise, coma et mort après trente six heures environ. A l'*autopsie*, épanchement dans la plèvre gauche et le péricarde ; anévrysme occupant les deux premières parties de la crosse aortique ; oblitération fibrineuse
de toute la carotide droite et s'étendant à ses deux branches ; oblitération
incomplète de la carotide gauche présentant dans un point le diamètre d'une
plume de corbeau, avec caillots récents occupant toute la longueur de la carotide interne, l'artère sylvienne gauche avec la plupart de ses branches ;
ramollissement très étendu de l'hémisphère cérébral gauche[1].

Cette observation est intéressante en ce qu'elle montre l'absence de
symptômes cérébraux pour une oblitération complète et *lente* de la carotide droite, et la production de ces symptômes pour une oblitération
incomplète et *rapide* de l'autre carotide. Les accidents sont survenus
d'autre part, en raison même de l'oblitération antérieure de la carotide
droite qui ne permettait plus de suppléance circulatoire.

D'autres fois, ce ne sont plus des accidents paralytiques que l'on
observe à la suite de l'oblitération d'une des carotides, mais des symptômes d'*ischémie cérébrale* : vertiges, douleurs de tête, quelques lipothymies, tintements et bourdonnements d'oreilles. Un auteur américain,
J. Mickle[1] a même décrit des *troubles vésaniques*, du délire, des halluci-
nations, des idées de suicide, des phénomènes hypocondriaques[2]. Ce
sont là des raretés cliniques.

LA MORT DANS L'ANÉVRYSME

La mort est subite, rapide, lente.

1° Mort subite : par hémorrhagie foudroyante, d'où *syncope*, que cette
hémorrhagie se produise à l'extérieur, dans une cavité ou un conduit
membraneux ; par *angine de poitrine*, par *ictus laryngé*. J'ai vu un cas
où par suite de la compression de la trachée et du nerf récurrent par la
tumeur, le malade a présenté pendant trois mois une série de vertiges
laryngés qui ont eu une issue fatale et subite. A l'autopsie, rien autre

---

[1] CHEVERS (*London méd. gaz.*, 1845). — BANKS (*Dublin quaterly journal of méd. sc.*, 1865).
— DECAUDIN. DUGUET (*Soc. anat.*, 1875).
[2] *Brain*, 1889.

chose pour l'expliquer. Il se passe là un phénomène analogue aux morts subites par traumatisme sur le larynx, par strangulation incomplète et que les médecins légistes connaissent bien, analogue aux morts subites dans le cours de la tuberculose laryngée, de la laryngo-sténose syphilitique, de la compression d'une bronche par un ganglion hypertrophié (Greene, Marchal de Calvi), par une gomme syphilitique (Worms). On trouve même dans la littérature médicale deux faits d'anévrysmes aortiques avec mort subite par compression du nerf récurrent (Legroux, Danjoy)[1]. Dans ces cas, la terminaison fatale n'a pas lieu par l'occlusion des voies respiratoires, ni par spasme glottique, l'élément mécanique n'entre pas en jeu, et l'on ne peut invoquer avec Brown-Séquard qu'une action inhibitrice exercée sur les nerfs pneumogastriques.

2° Mort rapide par *asphyxie*, lorsqu'une hémorrhagie fait irruption dans les voies aériennes et dans le parenchyme pulmonaire ; par asphyxie encore sous l'influence d'une compression lente des voies aériennes. Mort rapide : par rupture de la poche anévrysmale dans le péricarde, les plèvres, le canal rachidien ; par embolie cérébrale ou autre.

3° Mort lente sous l'influence de causes nombreuses et diverses : *asystolie* lorsqu'il y a compression des oreillettes, surtout de l'oreillette droite, lorsqu'il y a cardio-sclérose concomitante ; *inanition* par compression de l'œsophage mettant obstacle, rarement il est vrai, à l'alimentation régulière (la compression du canal thoracique que l'on avait accusée, n'entravant pas toujours complètement la nutrition) ; *tuberculose pulmonaire* par compression de l'artère pulmonaire et des nerfs pneumogastriques ; *affaiblissement progressif* par l'intensité et la permanence des douleurs ; sorte de *cachexie artérielle* ou anévrysmatique encore inexpliquée avec amaigrissement progressif.

Diagnostic

Les anévrysmes de l'origine de l'aorte peuvent, lorsqu'ils entrent en contact avec les oreillettes, simuler une affection du cœur. L'un d'eux était venu, à travers l'oreillette droite, former une poche sacciforme jusque dans le ventricule droit en passant dans l'orifice tricuspidien. — Un malade meurt ayant présenté depuis deux ans tous les symptômes de rétrécissement et d'insuffisance mitrale. A l'autopsie, on trouve l'orifice auriculo-ventriculaire gauche absolument intact, mais un

---

[1] Legroux (*Arch. de méd.*), t. XXI. — Danjoy (*Société anatomique* 1860). — Binet Cornage broncho-trachéal, ses rapports avec la mort subite (*Thèse de Paris*, 1873). — Minovici. Mort subite à la suite de coups sur l'abdomen et le larynx (*Thèse de Paris*, 1888) — P. Caillard. De la mort subite dans les lésions laryngées et trachéo-bronchiques (*Thèse de Paris*, 1892).

énorme anévrysme de l'aorte avec diverticule presque complètement oblitéré par un caillot fibrineux, forme une tumeur en contact avec l'oreillette gauche. Alors, tout s'explique : à chaque systole, la pénétration du sang dans la poche donnait lieu à un souffle systolique que l'on croyait symptomatique d'une insuffisance mitrale ; d'autre part, le roulement présystolique perçu pendant la vie et attribué à la sténose mitrale, n'était autre qu'un faux bruit de galop présystolique déterminé par un écart anormal des systoles auriculaire et ventriculaire, et cet écart était dû au contact de la poche sanguine qui avait dû certainement troubler la physiologie de l'oreillette [1].

— Un homme de 29 ans, syphilitique, atteint d'oppression depuis plusieurs années, est pris tout à coup de dyspnée violente avec crachements de sang abondants. Le cœur était hypertrophié, le pouls vibrant, et les signes stéthoscopiques avaient fait penser, pendant la vie, à l'existence d'une insuffisance aortique avec rétrécissement mitral. A l'autopsie, rien de tout cela ; mais, congestion pulmonaire, double épanchement pleural, anévrysme de l'aorte ouvert dans l'artère pulmonaire dont l'orifice était très rétréci. (VILLEMIN. *Soc. méd. des hôp.* 1877.)

— Une femme de 54 ans, rhumatisante, atteinte d'une bronchite grave et prolongée en 1873, est prise en octobre 1874 d'une hémoptysie abondante suivie de melœna, puis quelques jours après, d'une hémoptysie plus abondante encore. Depuis cette époque, expectoration sanguinolente ressemblant à la gelée de groseille qui dure trois mois, après lesquels elle est emportée par une hémoptysie foudroyante. Pendant la vie, on avait constaté l'existence d'un bruit de souffle systolique de la pointe, d'une pleurésie gauche, et en l'absence de battements dans la région aortique, on avait cru d'abord à un *cancer du poumon*, puis à une congestion pulmonaire et à un épanchement pleural, symptomatique d'une *affection du cœur*. A l'autopsie, on trouve un rétrécissement mitral, un épanchement pleural gauche, un anévrysme de la portion ascendante et de la crosse de l'aorte sur une longueur de vingt centimètres ; une perforation de la bronche gauche mesurant un centimètre, obturée par des caillots fibrineux. Le sang filtrait par un trajet sinueux entre les couches de caillots dont l'épaisseur atteignait cinq centimètres en certains endroits, et ces dispositions anatomiques expliquaient la répétition des hémoptysies pendant trois mois. (CORNIL. *Journal des connaissances médicales,* 1875.)

— Un homme de 36 ans est pris en bonne santé, d'une dyspnée intense, puis il rend en quantité des crachats purulents et sanguinolents. On croit à une *angine phlegmoneuse avec œdème de la glotte*. Un nouvel accès de suffocation survient, qui détermine une mort très rapide. On trouve un anévrysme gros comme une orange couché sur la bronche gauche et compri-

---

[1] LÉPINE (*Soc. des sc. méd. de Lyon,* 1897).

mant la trachée vers sa terminaison. Entre la crosse de l'aorte et la fin de la trachée se trouvait une bourse séreuse suppurée communiquant avec cette dernière et nullement avec la poche anévrysmale. (AUQUIER. *Thèse inaug. de Paris*, 1882.)

— Chez un malade atteint de douleurs rachidiennes très vives, on avait d'abord pensé à un simple lumbago. Puis, à la suite de vomissements assez abondants de matières muco-purulentes, on avait cru à un abcès du médiastin ouvert dans l'œsophage. A l'autopsie, on trouve un anévrysme de l'aorte thoracique descendante, une communication de l'œsophage avec la bronche gauche remplie d'un liquide muco-purulent. Ici, inflammation adhésive de la paroi externe de l'œsophage et de la bronche, suivie d'ulcération et de perforation. (S. ARCHER et EDIS, de Liverpool, *Gaz. hebd.* 1880.)

Dans certains cas, en raison de la situation de la poche anévrysmale (au segment postérieur de l'aorte thoracique), de la grande épaisseur des caillots stratifiés qui emplissent presque sa cavité et empêchent la sensation de battements, en raison encore des hémoptysies répétées pendant plusieurs mois, de l'absence de tout phénomène de compression, on est éloigné de l'idée de l'anévrysme et l'on pense, soit à l'*apoplexie pulmonaire*, soit à un *cancer du poumon*, soit enfin à la *tuberculose*. Dans un cas, les hémoptysies se sont répétées pendant trois mois, et à l'autopsie on a pu comprendre pourquoi la mort n'est pas survenue immédiatement après la rupture de la poche dans les voies aériennes : l'ouverture de la perte de substance était obturée complètement par des caillots fibrineux décolorés et denses, formant une couche d'un centimètre au moins ; ces couches de fibrine ont suffi pendant longtemps pour empêcher la mort subite par hémorrhagie, et le sang s'infiltrait par un trajet sinueux et compliqué entre les couches fibrineuses décollées par lui. De là, le sang s'écoulait dans les bronches au-dessus et au-dessous de la perte de substance, « de telle sorte que le poumon droit, comme le poumon gauche, étaient le siège de noyaux hémorrhagiques, le sang pénétrant en certains points, jusque dans les alvéoles pulmonaires en même temps qu'il était expectoré et vomi ». C'est pourquoi il y avait ici deux espèces d'hémoptysies : l'une, la première qui s'était produite dès le début, en grande abondance, sous l'aspect d'un sang rutilant et mousseux, provenant directement de la poche anévrysmale ; les autres, caractérisées par des crachats noirâtres, moins abondants et provenant des noyaux hémorrhagiques formés dans les deux poumons [1].

Les anévrysmes en *voie de guérison* et formant encore tumeur, peuvent exposer à des erreurs de diagnostic. Voici un fait. Un malade est atteint depuis déjà longtemps de toux fréquente et éteinte, de dyspnée

---

[1] CORNIL et SEVESTRE (*Soc. anatomique*, 1876).

avec respiration longue et bruyante (cornage). Le pouls est peu sensible aux radiales, mais on ne constate rien d'anormal au cœur ou aux poumons, et comme il n'y a ni voussure sterno-costale, ni aucun soulèvement expansif de la paroi thoracique, on croit à une tumeur du médiastin ou encore à un rétrécissement syphilitique de la trachée. A l'autopsie, on trouve dans le médiastin supéro-postérieur un anévrysme énorme, plus gros qu'une tête de fœtus comprimant la trachée, l'œsophage, le récurrent. Il avait été méconnu pendant la vie, parce qu'il était complètement comblé par des caillots fibrineux considérables de 5 centimètres d'épaisseur, au milieu desquels se trouvait un canal à peine plus large que l'aorte elle-même, ce qui permettait le libre cours du sang.

Lorsque l'anévrysme est *extra-thoracique*, il peut être confondu avec des tumeurs pulsatiles, comme l'empyème, l'ostéosarcome des os et du sternum, qui siégeant au-devant du cœur ou de l'aorte présentent des battements communiqués par ces organes. Il faut toujours se rappeler que la tumeur anévrysmale est non seulement pulsatile, mais encore expansive. Laennec a cité deux faits intéressants à ce point de vue : Il s'agissait d'une « tumeur cérébriforme » plus grosse qu'un œuf de cane placée sous le sternum dont elle avait presque entièrement détruit la partie supérieure, au point qu'elle faisait une saillie très prononcée en cet endroit. Il raconte encore une erreur de diagnostic qu'il a commise sur une jeune femme présentant les symptômes généraux d'une affection du cœur. Mais, au niveau du sternum jusqu'à la deuxième côte et à toute la partie de la poitrine correspondant aux cartilages des 2e, 3e, 4e et 5e côtes gauches, il y avait une matité absolue avec sensation de battements, ce qui lui fit admettre un gros anévrysme de l'aorte ascendante. Or, à l'autopsie, on trouva l'aorte saine, et la tumeur qui avait détruit la résonnance pectorale n'était autre que le péricarde dont la partie supérieure très distendue par un liquide séro-purulent, remontait en haut.

Lorsque l'anévrysme est *intra-thoracique*, les erreurs de diagnostic sont nombreuses. Il suffit de citer : toutes les tumeurs du médiastin, par exemple, les tumeurs ganglionnaires, les néoplasmes de nature secondaire, les néoplasmes primitifs du médiastin antérieur qui prenant leur origine dans le thymus ont pour caractères, de survenir de préférence sur les jeunes sujets, d'évoluer avec rapidité et de s'accompagner fréquemment d'épanchements pleurétiques. Mais on ne compte plus les erreurs : avec l'asthme simple (et l'on sait que parfois la dyspnée paroxystique de l'anévrysme en reproduit tous les caractères cliniques); avec des abcès du médiastin, des indurations pulmonaires, des rétrécissements syphilitiques de la trachée, des affections laryngées, l'œdème de la glotte, la pleurésie chronique, le pneumothorax, la phtisie pulmonaire, le cancer de l'œsophage, etc. Cette dernière affection peut même, quoique très rarement, simuler un anévrysme aortique, puisqu'on a cité quelques cas de cancer de l'œsophage arrivant à perforer la trachée et l'aorte[1]. Quant aux épanchements pleuraux, ils exposent, comme nous l'avons vu, à de fréquentes méprises, surtout lorsque l'on croit à une pleurésie chronique qui n'existe pas. Exemples : Un gros anévrysme de l'aorte thoracique simule pendant la vie un épanchement pleural gauche dont l'autopsie révèle l'absence (Oulmont). On trouve pendant la vie presque tous les signes d'un épanchement pleural gauche, et heureusement on peut établir quelques jours avant la mort causée par une hémoptysie foudroyante, le diagnostic exact d'anévrysme de l'aorte thoracique descendante (Vallin)[2].

Cette énumération des erreurs de diagnostic, des anévrysmes méconnus, deviendrait certes longue et fastidieuse, et pour mettre un peu d'ordre dans cette question, il suffit d'insister sur les signes de *probabilité* et sur ceux de *certitude*.

On constate, chez des malades différents, le phénomène des secousses laryngo-trachéales, une paralysie d'une des cordes vocales avec dysphonie[3], une diminution plus ou moins considérable du murmure vésiculaire surtout à gauche et sans diminution de la sonorité à la percussion, l'absence du pouls radial et du pouls carotidien avec augmentation de la matité aortique, des douleurs dont la fixité et les caractères insolites appellent toute l'attention : *signes de probabilité*. — Lorsque l'anévrysme siège tout à fait à l'origine de l'aorte et comprime l'oreillette droite, ce qui équivaut presque à la compression des deux veines caves, il peut donner lieu à une symptomatologie reproduisant celle des affections du cœur ; mais alors, la survenance d'un accident de compression qui n'est pas habituel dans ces affections, comme par exemple l'œdème de la face et du bras droit par compression du tronc brachio-céphalique, permet déjà de modifier le diagnostic. — Un malade présente avec les signes d'une aortite chronique et de la dilatation de l'aorte, ceux d'une inocclusion sigmoïdienne. Mais en même temps, voici des phénomènes insolites pour une simple insuffisance aortique : dyspnée avec cornage,

---

[1] Pfender (d'Heidelberg). *Zeitsch. f. rat. med.* 1848. — Bucquoy (*Soc. anat.* 1855).

[2] Oulmont (*Soc. méd. des hôp.* 1856). — Vallin (*Soc. méd. des hôp.* 1859).

[3] Il ne faut pas se hâter de conclure, d'une paralysie d'une des cordes vocales, à l'existence d'un anévrysme intra-thoracique. Voici un exemple : Chez un malade de 70 ans, atteint d'insuffisance aortique avec voix enrouée et bitonale (paralysie de la corde vocale gauche), on croit naturellement à une tumeur anévrysmale comprimant le nerf récurrent. Or, pas d'anévrysme à l'autopsie, mais deux ganglions trachéo-bronchiques très durs, enserrant complètement le nerf récurrent (*Soc. anat.* 1892, p. 727). — D'après nous, les auteurs ont trop insisté sur la valeur clinique de cette paralysie d'une des cordes vocales. C'est un signe de *probabilité*, mais non un signe de certitude.

voix enrouée et bitonale. En s'appuyant sur ces symptômes qui n'appartiennent pas à l'histoire clinique d'une simple affection valvulaire, on cherche et on trouve l'anévrysme.

Lorsque l'on sait saisir les signes de probabilité, lorsqu'on ne peut sentir la tumeur anévrysmale, trop petite ou trop profonde, alors il faut chercher à la voir, et la *radioscopie*, dans les cas douteux ou probables, peut rendre de grands services. Bien des exemples ont été cités à ce point de vue, qui ont révélé des tumeurs anévrysmales auxquelles on ne s'attendait pas. Le fait suivant de Béclère est très instructif : Chez un malade, on avait simplement diagnostiqué une aortite chronique avec dilatation du vaisseau. L'existence de cette dernière lésion avait été mise en évidence par l'examen radioscopique avec écran fluorescent placé au-devant de la poitrine du malade ; mais cet écran appliqué à la région dorsale fit découvrir à la partie supérieure de l'aorte thoracique une dilatation anévrysmale animée de mouvements d'expansion très nets [1].

Autre fait : Un malade, regardé comme un simple asthmatique, est atteint un jour d'un accès de dyspnée formidable qui met ses jours en danger. On avait signalé dans ses antécédents pathologiques une légère altération de la voix qui avait disparu depuis et qu'on avait prise pour un simple enrouement sans importance, on avait constaté une diminution notable du murmure vésiculaire à gauche que l'on avait attribuée à de « l'emphysème unilatéral ». Ces symptômes, peu importants en apparence, étaient cependant des signes de probabilité d'un anévrysme de l'aorte thoracique descendante que l'épreuve radioscopique (*signe de certitude*) fit facilement reconnaître.

Souvent, on confond la *dilatation simple*, fusiforme, de l'aorte avec un anévrysme. Or, ces deux affections sont absolument différentes. Dans la première, la dilatation ne forme pas tumeur à proprement parler, elle ne se termine jamais ou presque jamais par rupture, elle n'a pas une marche aussi progressive, elle présente souvent des bruits de souffle à l'orifice aortique, elle s'accompagne de dilatation de presque toutes les artères émergeant de l'aorte, les deux sous-clavières sont surélevées, les deux veines jugulaires presque également distendues, il n'y a pas de phénomènes appréciables de compression. Dans l'anévrysme, l'une des artères sous-clavières peut être surélevée, l'une des veines jugulaires peut être distendue, mais on voit déjà par là que les symptômes sont plus localisés, qu'il s'agit d'une véritable tumeur presque toujours progressive dans

----

[1] *Soc. méd. des hôp.*, 1897.

sa marche, compressive dans ses allures, menaçante par sa fatale extension et ses ruptures fréquentes [1].

Quant au diagnostic des anévrysmes aortiques avec ceux du *tronc brachio-céphalique* et des *carotides*, il présente parfois de très grandes difficultés. L'anévrysme innominé, comme celui de l'aorte ascendante, présente deux périodes : il est de siège intra ou extra-thoracique. Dans le premier cas, il peut produire, comme lui, les mêmes phénomènes de compression : de la broncho-pneumonie par compression de la trachée ou par irritation des pneumogastriques (fait de Talamon [2]) ; des douleurs ou des troubles fonctionnels par compression des branches du plexus brachial, du phrénique, du récurrent, du plexus cervical avec contracture des muscles du cou simulant un torticolis (de Renzi) [3] ; des troubles de la respiration et de la phonation, de la dysphagie, des troubles circulatoires du côté du système veineux, tels que des œdèmes de la face, du cou, du membre supérieur, dilatation variqueuse de la jugulaire externe et des veines thoraciques, ou encore vers les artères carotides qui peuvent être oblitérées ou comprimées ; des phénomènes de stase dans la circulation cérébrale se traduisant par un sommeil agité et pénible, voire même des pertes de connaissance par compression de la veine cave supérieure ; diminution d'amplitude de la radiale droite et retard de la pulsation de ce côté. Sans doute, la matité de la tumeur se montre à l'extrémité supérieure du sternum et s'étend du 1er espace intercostal à la 1re côte. Mais, comme on le voit, le diagnostic est fort difficile, on a pris souvent des anévrysmes de l'aorte pour des anévrysmes innominés, et réciproquement. Ce n'est que dans la période extra-thoracique, que ce diagnostic se révèle, la tumeur ayant une tendance à

---

[1] Les anévrysmes du *tronc ou des deux branches* de l'artère pulmonaire dont Duffield (*Americ. Journ. of med. Sc.* 1882) a réuni onze cas connus dans la science (en comptant celui d'Ambroise Paré que nous avons attribué plutôt à un anévrysme aortique) sont des raretés pathologiques telles qu'il n'est pas nécessaire d'en établir le diagnostic. En 1881, Revilliod (*Soc. anat. de Paris* 1881) a publié un cas d'anévrysme disséquant de l'artère pulmonaire. Voici le résumé de l'observation de Duffield : Homme de 50 ans, ni syphilitique, ni alcoolique, ni rhumatisant, souffrant de vertiges et de palpitations depuis une pneumonie datant de neuf ans. Anémie avec teinte cyanique des lèvres, des doigts ; œdème des membres inférieurs, congestion œdémateuse du poumon. Choc précordial au 7e espace intercostal ; frémissement diffus systolique entre le mamelon et le sternum. Pouls fort, régulier, fuyant sous le doigt. Pas d'albumine. On pense à une insuffisance aortique (souffle diastolique très accusé, présentant son maximum à gauche du sternum). Mort par asystolie. A l'*autopsie*, cœur gros (500 grammes) surtout avec hypertrophie du ventricule droit. Rien à l'orifice aortique ; valvules mitrale et tricuspide un peu athéromateuses ; valvules pulmonaires suffisantes ; artère pulmonaire dilatée avec ses deux branches de division offrant chacune une tumeur anévrysmale pleine de caillots, grosse comme un œuf de canard. Les petites branches intra-pulmonaires présentent également un assez grand nombre de petites dilatations anévrysmales.

[2] *Progrès médical*, 1880.

[3] *Riforma medica*, 1894.

remonter vers la région cervicale, et à déborder au-dessus de la région sus-sternale, puis sus-claviculaire.

Au point de vue du pronostic et du traitement, un diagnostic important à établir, est celui de la complication de l'*artério-sclérose*. Reproduire ici les principaux symptômes de cette dernière affection, serait nous exposer à des redites. Cependant, il importe de savoir qu'il existe une grande différence entre les anévrysmes aortiques avec tension artérielle normale, et les anévrysmes avec tension artérielle exagérée. Celle-ci expose surtout à l'extension plus rapide, aux ruptures plus précoces des tumeurs anévrysmales, et elle est le symptôme par excellence de l'artério-sclérose et surtout de la néphrite interstitielle. Il importera donc toujours de s'enquérir si l'anévrysmatique est en même temps atteint de ces affections [1].

Tels sont les principaux éléments du diagnostic des anévrysmes de l'aorte thoracique. Le sujet est loin d'être épuisé, et ces affections resteront encore parfois des maladies à surprises. Ce qu'en disait Laennec est toujours vrai, mais seulement dans certains cas :

« Il est peu de maladies aussi insidieuses que l'anévrysme de l'aorte ; on ne le reconnaît que lorsqu'il se prononce à l'extérieur ; on peut à peine le soupçonner lorsqu'il comprime quelque organe essentiel et en gêne les fonctions d'une manière grave ; et lorsqu'il ne produit ni l'un ni l'autre de ces effets, souvent le premier indice de son existence est une mort aussi subite que celle qui est donnée par un coup de feu. »

Néanmoins, dans ces derniers temps, la clinique s'est enrichie de nouveaux signes de probabilité ou de certitude : la sphygmographie, le phénomène du retard du pouls, le signe des secousses laryngo-trachéales, le caractère des douleurs anévrysmatiques, l'examen laryngoscopique, les accidents divers de compression, enfin la radioscopie, ne permettent déjà plus de ranger les anévrysmes parmi les « maladies insidieuses ».

---

[1] En dehors des signes rénaux, cardiaques ou artériels que nous avons étudiés, peut-on s'appuyer sur un nouveau signe de sclérose de la crosse aortique indiqué dernièrement par Cherchevsky (de Saint-Pétersbourg) ? Nous ne l'avons pas vérifié, mais voici en quoi il consiste : A l'état normal, le diamètre de la crosse de l'aorte est très variable, et l'absence de cette variabilité serait un signe de sclérose aortique. Pour le constater, après avoir tracé au crayon les limites de la crosse aortique, on frappe sur cette région avec un petit marteau 5 à 10 coups assez forts pour produire une sensation douloureuse. Après quelques instants, si le vaisseau n'a subi aucune dilatation suivie bientôt de resserrement, cela prouve que son élasticité est diminuée ou disparue par le fait de la sclérose. (*Sem. méd.* 1898.) — Quoique nous possédions bien d'autres indices capables de nous révéler la sclérose de la crosse aortique, nous avons voulu mentionner ce signe qui n'a pas pu trouver place dans le tome 1er déjà livré à l'impression. La constatation de ce signe nous semble présenter quelques difficultés, sans compter les causes d'erreurs.

XXVII

ANÉVRYSMES DE L'AORTE ABDOMINALE

L'aorte thoracique descendante, de la bronche gauche au diaphragme, est une *zone de latence* pour les anévrysmes, parce qu'il y a dans cette région peu d'organes importants à comprimer, et que les tumeurs sont profondément situées.

L'aorte abdominale est une *zone d'erreurs de diagnostic*, parce que ses anévrysmes peuvent prendre un grand développement, d'où le polymorphisme des aspects cliniques, la multiplicité des compressions d'organes variés, la prédominance des douleurs névralgiformes longtemps avant l'apparition ou la constatation de toute tumeur.

Symptômes

MANIFESTATIONS DOULOUREUSES. — Dans sa lettre sur la « douleur des lombes », Morgagni parle d'un cocher âgé d'un peu plus de 30 ans, ayant eu la « maladie vénérienne » et qui, à la suite d'un traumatisme abdominal, fut pris de souffrances si violentes des lombes et du dos qu'il fut forcé de garder le lit pendant huit mois entiers. Le médecin, Vallisnieri, constata l'existence d'un anévrysme, et bientôt on vit apparaître un œdème de la jambe et de la cuisse. La tumeur se rompit à l'extérieur, et à l'autopsie, apparut un anévrysme « tel qu'on n'en avait jamais vu de plus gros. Il s'étendait du diaphragme au bassin, occupant tout ce qu'il y a d'espace depuis le côté droit des vertèbres jusqu'au côté gauche de l'abdomen qu'il avait distendu ; et il avait poussé à droite la rate, l'estomac, les intestins, le mésentère, la veine cave et le rein gauche, de telle sorte que ce rein se trouvait à la région ombilicale ». La côte inférieure, la face concave de l'os ilium, les apophyses transverses des vertèbres lombaires, étaient déjà rompues et corrodées ; les corps de la dernière vertèbre dorsale et des deux premières lombaires « étaient creusées très profondément et détruits en très grande partie. Mais ce qui frappait

d'autant plus les regards, c'était que les ligaments cartilagineux épais
qui sont interposés entre ces corps, étaient encore intacts et d'un beau
blanc, chacun à leur place, et ayant conservé leur grosseur. »

Voilà un exemple très ancien qui montre déjà deux faits : l'énorme
développement de la tumeur anévrysmale, la grande violence avec la
fixité des douleurs.

Morgagni insiste beaucoup sur les « douleurs graves et opiniâtres des
lombes et du dos » ; il rappelle les faits de Vésale et de Baillou mention-
nant des douleurs très vives « à l'épine du dos » dans deux anévrysmes abdominaux, et il ajoute, en rapportant plusieurs exemples à
l'appui, qu'il ne peut s'empêcher de craindre, « lorsque des descriptions
d'abcès dans ces endroits laissent l'esprit en suspens, qu'un anévrysme
n'ait peut-être été caché ». Plus loin, il cite l'exemple d'un vieillard
atteint d'un gros anévrysme placé immédiatement sous le diaphragme,
rompu dans la plèvre gauche et qui ne s'était accompagné pendant la vie
« ni de douleur, ni d'un sentiment de pesanteur, ni d'une difficulté de
respirer ».

Laennec parle de douleurs vives et « térébrantes, analogues à l'action
d'un vilebrequin » chez des malades atteints d'anévrysme de l'aorte descendante avec corrosion des vertèbres, ou encore d'autres manifestations
douloureuses, prises pour de simples rhumatismes et dues à des névralgies par la compression des nerfs.

L'observation de Beatty (de Dublin) publiée en 1830, concerne un
avocat de 33 ans, chez lequel des douleurs d'une violence extrême cons-
tituèrent le phénomène prédominant de la maladie pendant plus de
dix-huit mois. Elles disparaissaient dans la station verticale dès que le
malade se levait pour parler, et reparaissaient ensuite avec une nouvelle et
constante acuité par le séjour au lit. A l'autopsie, on trouva un vaste
anévrysme placé sous les piliers du diaphragme, adossé aux trois dernières vertèbres dorsales et ouvert ensuite dans la plèvre gauche.

Stokes, qui a donné une très bonne description de l'anévrysme abdominal, a fait judicieusement remarquer que les douleurs sont surtout
intenses lorsque la tumeur occupe un point plus élevé du vaisseau,
qu'elles peuvent être parfois assez caractéristiques pour faire diagnostiquer la maladie. Il cite, avec Graves, un cas où elles diminuaient toujours par le décubitus sur le ventre et le côté droit, tandis qu'elles augmentaient beaucoup, au contraire, dans le décubitus dorsal et latéral
gauche ; il ajoute qu'elles ne doivent pas être attribuées exclusivement
à l'érosion des vertèbres, cette dernière lésion étant le plus souvent
indolente et silencieuse. Pour le médecin irlandais, on ne peut pas
reconnaître (ce qui est exact) la destruction des corps vertébraux par des

signes certains, et la constatation d'une douleur à la pression des apophyses épineuses n'est pas suffisante pour permettre d'affirmer l'existence de cette complication. « Tantôt on rencontre des douleurs névralgiques épouvantables sans érosion des os ; tantôt, au contraire, cette lésion existe sans les douleurs lancinantes et sans la sensation sourde et persistante décrites par Law ; il y a donc de fortes raisons pour croire que la résorption des os se fait sans douleur. Lorsque celle-ci existe, elle semble devoir être rapportée, d'une part, à un état inflammatoire ou nerveux du sac ; et de l'autre, aux effets produits sur les filets nerveux avoisinants. En thèse générale, on peut dire que plus l'ouverture de l'artère est élevée, et plus il est probable que la maladie sera douloureuse. Les souffrances les plus fortes ont été observées, lorsque l'anévrysme était placé entre les piliers du diaphragme ; l'ouverture de l'aorte siégeait un peu au-dessous du tronc cœliaque. »

En un mot, les anévrysmes de l'aorte abdominale, par suite de l'énorme volume qu'ils atteignent assez souvent, déterminent des douleurs à siège variable et ayant presque toujours une grande intensité : douleurs paroxystiques ou continues, augmentant ou diminuant suivant les diverses attitudes du malade, pouvant siéger dans les régions lombaire ou lombo-dorsale, autour du corps qu'elles étreignent en ceinture avec irradiations possibles au sacrum, aux membres inférieurs, le long du sciatique, sur le trajet des uretères, du cordon spermatique et jusqu'au testicule, ce qui simule parfois des coliques néphrétiques.

Lorsque nous étudierons le diagnostic, nous verrons déjà que ces douleurs, par leur fixité, par leur persistance, par leur intensité, et surtout par leur constante augmentation sous l'influence d'attitudes diverses (station horizontale ou verticale, décubitus latéral droit ou gauche), se distinguent déjà manifestement des simples névralgies, et qu'elles permettent de dépister l'existence d'une tumeur anévrysmale.

TUMEUR ANÉVRYSMALE. — D'abdominal, un anévrysme peut devenir thoracique pour aller se rompre dans la plèvre ou le poumon, même dans le péricarde lorsqu'il s'agit de la variété disséquante. Réciproquement, de thoracique, un anévrysme devient parfois abdominal, et alors il prend assez souvent un développement considérable, comme le démontrent les deux faits suivants :

Un malade, âgé d'une quarantaine d'années, présentait un anévrysme de l'aorte thoracique descendante dont la situation à la face postérieure du cœur avait pu faire croire d'abord à une hypertrophie de cet organe très fortement refoulé en avant par la tumeur. Celle-ci était masquée en quelque sorte par un épanchement pleural gauche qui fut ponctionné, et le diagnostic fut alors établi par les mouvements oscillatoires du trocart qui était venu effleurer la poche. Elle prit] après la thoracentèse, un volume rapide et considérable, surtout dans la cavité abdominale où elle vint à former jusque dans le flanc gauche une masse plus grosse qu'une tête d'enfant. Pendant presque toute la durée de cette affection, le malade présentait, surtout lorsqu'il était dans la station verticale, des troubles vaso-moteurs très accusés des membres inférieurs, ressemblant à l'*érythromélalgie*. (H. Huchard. *Journ. des Prat.*, 1896.)

Un homme de 40 ans entre à l'hôpital (1877) pour une douleur très vive de la région lombaire avec irradiation au côté gauche. Les artères sont athéromateuses, il y a une voussure considérable à la région précordiale, la pointe du cœur bat au 7e espace intercostal, l'auscultation fait entendre au premier temps et à la base un souffle râpeux au niveau de l'orifice aortique. Rien de particulier aux artères crurales ; pas de retard sensible au doigt. Les douleurs lombaires persistent les jours suivants, et « le malade a de la peine à rester longtemps dans le décubitus dorsal ». C'est alors que l'on trouve au niveau des dernières côtes à la région lombaire gauche, une voussure considérable où l'on entend les deux bruits aortiques et le souffle, avec matité complète et avec battements artériels. La déformation du rachis s'accuse avec disparition de la courbure dorso-lombaire ; le malade marche avec difficulté, courbé en deux, appuyé sur un bâton. Amaigrissement et dépérissement progressifs. Environ quatre mois après son entrée, le malade après un lavement qui amène une débâcle considérable, devient tout à coup d'une extrême pâleur, les mains se refroidissent, il meurt en quelques instants.

A l'*autopsie*, on trouve tous les organes refoulés par un vaste anévrysme de l'aorte thoracique et abdominale. Le cœur a son volume normal avec orifice aortique laissant passer facilement le pouce, et les sigmoïdes ont leur souplesse habituelle. A l'origine de l'aorte, la tunique interne est épaissie, d'aspect gélatineux. L'anévrysme commence à un travers de doigt au-dessous de la bronche gauche, un peu repoussée en bas, presque immédiatement au-dessous de l'origine de la sous-clavière. Il semble comprimer l'œsophage (pendant la vie, le malade avait parfois souffert de douleurs assez vives dans l'œsophage et l'estomac, au moment de la déglutition). La tumeur a un volume égal à celui d'une tête d'adulte, elle se termine brusquement au-dessous des artères rénales où l'aorte reprend son calibre normal. La paroi postérieure de l'anévrysme est constituée uniquement par la colonne vertébrale et la partie postérieure des côtes gauches, et les six dernières vertèbres dorsales sont profondément érodées et anfractueuses. Il existe en réalité deux poches anévrysmales séparées l'une de l'autre par un repli circulaire formé par l'adossement des tuniques artérielles, en forme de valvule, situé à sept centimètres au-dessous de l'origine de la sous-clavière gauche ; ce repli est rigide, incrusté de plaques calcaires, il rétrécit le calibre de l'artère au point de permettre à peine l'introduction du doigt. Le sac supérieur plus petit et plus étroit que l'inférieur ne renferme que des caillots *post mortem* ; la poche inférieure est énorme, remplie de caillots anciens stratifiés. La rupture a eu lieu en bas et à gauche, dans le voisinage de la colonne vertébrale, probablement par suite de la destruction des adhérences qui unissaient le sac aux os. « Le sang s'est épanché dans le flanc gauche sous les intestins et le péritoine; il a fusé dans la fosse iliaque et de là sous le péritoine qui tapisse la paroi de l'abdomen jusque sous les muscles grands droits ; il est enfin descendu le long de l'S illiaque jusque dans le petit bassin. Les caillots sont infiltrés dans le tissu cellulaire rétro-péritonéal, dans l'enveloppe celluleuse du rein gauche qui est comprimé et anémié. On peut estimer à plus d'un litre la quantité de sang épanché. » Le bruit de souffle entendu pendant la vie le long de la colonne vertébrale semblait le prolongement de celui de la base du cœur, lequel ne pouvait être attribué à un rétrécissement aortique dont l'autopsie a démontré l'absence. Il était dû vraisemblablement, pense Balzer[1], au repli valvulaire signalé à la partie supérieure de l'anévrysme et situé précisément à la hauteur de la base du cœur.

Lorsque, par suite du caractère des douleurs, on est arrivé à chercher et à trouver dans la cavité abdominale une tumeur pulsatile et expansive à la fois, avec un retard très sensible du pouls fémoral sur le pouls radial, l'affaiblissement fréquent des pulsations dans les artères des membres inférieurs et leur augmentation par la compression de la tumeur, alors le diagnostic ne fait plus aucun doute.

Pour constater nettement la tumeur à la vue et à la palpation, il faut qu'elle ait acquis déjà un volume assez considérable, surtout lorsqu'elle siège à la partie inférieure de l'aorte abdominale au niveau de sa bifurcation. Ce qui attire d'abord l'attention, c'est un soulèvement pulsatile de l'abdomen, que l'on constate surtout en se plaçant sur le côté du malade et en dirigeant le regard de droite à gauche et de gauche à droite, parallèlement à la superficie de la paroi. La tumeur est ordinairement lisse, sphérique, rarement bosselée, assez facile à limiter par la palpation profonde. Celle-ci doit être faite très prudemment et avec douceur, sur les malades placés dans le décubitus dorsal et dans le relâchement musculaire. Il ne faut jamais les examiner dans la station verticale, parce que la contraction des muscles abdominaux rend souvent cette exploration malaisée et infructueuse. Lorsque la dépressibilité des parois abdominales est difficile à obtenir, il y a quelquefois indication à faire cette exploration sous le chloroforme.

La tumeur est le plus souvent le siège d'un *battement* unique, plus rarement de *battements redoublés*, assez analogues à ceux qu'on observe parfois dans les anévrysmes intra-thoraciques. Pour Bellingham, le second battement serait dû au reflux sanguin des artères collatérales dans le sac anévrysmal, ce qui n'est pas possible, puisqu'il se produit pendant la

[1] *Soc. anatomique*, Paris, 1877.

phase d'expansion de l'anévrysme. Avec F. Franck[1], on doit expliquer le double battement des anévrysmes intra-thoraciques ou abdominaux, par la pénétration en deux temps du sang dans la poche anévrysmale : dès le début de la systole ventriculaire, le premier battement est produit par l'ondée sanguine distendant brusquement le sac ; puis, celui-ci ayant conservé une élasticité suffisante, produit par lui-même un soulèvement se traduisant par un second battement qui n'est le plus souvent appréciable que par les appareils enregistreurs.

L'*auscultation* de la tumeur donnant lieu à des signes très variables, n'a pas ainsi une grande importance. On peut n'entendre aucun bruit morbide, souvent un seul souffle systolique, plus rarement un souffle diastolique qui ne serait autre que celui d'une insuffisance aortique concomitante, et propagé jusqu'à la tumeur[2].

COMPRESSION ET ÉTAT DES ORGANES. — Les anévrysmes de l'aorte abdominale donnent lieu, non seulement à des compressions nerveuses, d'où les douleurs extrêmement vives dont il a été question, mais encore à la compression de tous ou de presque tous les organes contenus dans la cavité. Nous ne parlerons que des plus importantes. Elles peuvent intéresser : les reins, d'où leur déplacement et leur ectopie ; le foie qui, refoulé de de bas en haut, peut faire croire à une hypertrophie ou à une maladie de cet organe ; la veine porte, d'où ascite ; les voies biliaires, d'où un ictère permanent ; l'estomac et surtout l'intestin jusqu'à déterminer une constipation opiniâtre et même les accidents d'une occlusion intestinale ; les uretères (hydronéphrose, urémie), la vessie (rétention d'urine) ; la rate (fausse splénomégalie) ; le pancréas, d'où la coexistence d'une glycosurie avec grand amaigrissement, comme j'en ai vu un cas ; l'artère spermatique avec l'atrophie testiculaire comme conséquence (Wardrop, Walshe) ; les nerfs splanchniques avec symptômes de la maladie bronzée en l'absence de toute lésion des capsules surrénales (Krönig et Jurgens); la veine cave inférieure avec l'œdème des membres inférieurs et tous

[1] *Société de biologie*, 1878.

[2] CORRIGAN (*Dublin journ. of med. science*, t. II, cit. de Stokes) a observé dans un cas d'anévrysme abdominal, un bruit de souffle très perceptible dans la position couchée, et disparaissant dans la station verticale. Il admet alors que la pression de l'ondée sanguine de haut en bas, en maintenant le sac distendu, empêche la production du bruit de souffle, et que dans la position horizontale la diminution de la tension permet au bruit de souffle de se produire. Cependant, vers la même époque, LEES (de Dublin) aurait constaté la disparition du murmure dans la station verticale. Dans un cas d'anévrysme de l'aorte thoracique que j'ai observé à l'hôpital Bichat et dont la relation a été donnée par mon interne R. FAURE-MILLER (*Soc. anat.* 1891), la tumeur était venue faire saillie en arrière et à gauche à travers la gouttière costo-vertébrale. Elle était le siège d'un souffle systolique très intense, bien distinct du double souffle de rétrécissement et d'insuffisance aortique que présentait le malade.

ses signes accusateurs. Comme pour les anévrysmes de l'aorte thoracique descendante, on peut observer des lésions plus ou moins graves des corps vertébraux dont nous donnons ici un nouveau spécimen (fig. 163).

La compression peut s'exercer sur les organes intrathoraciques, sur le poumon [1] et jusque sur le cœur dont le déplacement est même considérable, comme dans un cas rapporté par Graves et Stokes : les battements de cœur se firent sentir d'abord à l'épigastre, puis ils apparurent à l'extrémité sternale de la cinquième côte, enfin dans le troisième et quatrième espaces intercostaux à droite.

Le cœur fonctionne le plus souvent avec sa régularité habituelle. Comme dans les anévrysmes de l'aorte thoracique ascendante et descendante, il est plutôt diminué de volume, et il n'est hypertrophié que par le fait de complications, telles que : néphrite interstitielle, infarctus rénaux, obstruction de la terminaison de l'aorte abdominale par des caillots stratifiés, surtout par l'existence concomitante d'une insuffisance aortique. Dans ce dernier cas, la physionomie clinique de cette dernière lésion est très modifiée par la présence de la poche anévrysmale. Tout

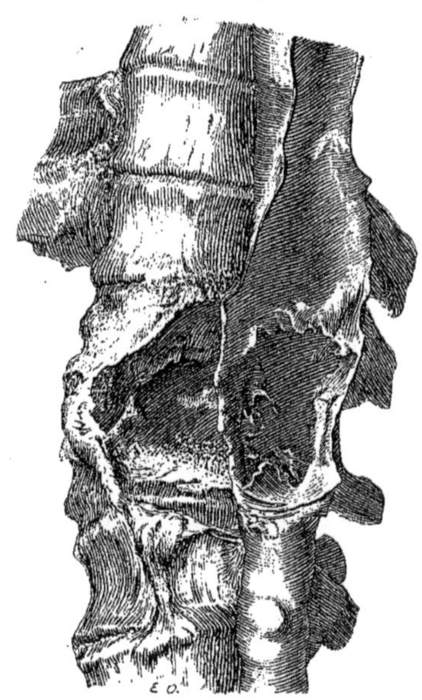

Fig. 163. — Anévrysme de l'aorte abdominale ayant érodé les 11°, 12° vertèbres dorsales et la 1re lombaire.

La 12° dorsale est réduite à une lame qui, sur un point, n'a pas plus de 3 millimètres d'épaisseur. Cette poche présente un diverticulum sous les piliers du diaphragme.

d'abord, le retard du pouls fémoral sur le pouls radial est moindre, puisque l'insuffisance aortique donne lieu par elle-même à une diminution du retard du pouls en général. Ensuite, l'insuffisance aortique ne se traduit plus que par le souffle diastolique de la base, et tous les autres signes font défaut. Le pouls n'est plus ni bondissant, ni dépressible, il est plutôt faible avec une tension artérielle abaissée, ce qui s'explique, d'après Rendu, non par la petitesse de la lésion valvulaire, mais par « la présence sur le trajet de l'aorte, d'une volumineuse poche anévrysmale qui supprime en partie la réaction élastique de l'artère et atténue les effets de l'impulsion du cœur ; la plus grande partie de la contraction

[1] Les anévrysmes de l'aorte abdominale déterminent assez souvent des épanchements pleuraux, probablement par propagation inflammatoire.

ventriculaire se perd dans les parois de la tumeur sanguine, et la tension du sang se maintient dans des limites basses sans passer par des alternatives d'exagération et de dépression ».

Ruptures de l'anévrysme. — La poche anévrysmale n'est pas retenue dans son développement par des parties solides et résistantes comme dans le thorax : raison pour laquelle elle prend souvent une grande extension, et atteint plus rarement les surfaces osseuses du rachis. Par suite, la terminaison par rupture n'est pas rare, et celle-ci se produit dans différents organes ou cavités : péritoine, tissu cellulaire rétro-péritonéal, intestin, estomac ou duodénum, plèvre, poumon, etc.

— Un menuisier (observé par Stokes), adonné à la boisson, entre à l'hôpital de Meath en janvier 1853. Il présentait une tumeur lobulée, de volume considérable, irrégulière dans sa forme, de consistance solide en apparence, occupant le centre de l'abdomen et s'étendant depuis l'épigastre jusqu'au-dessous de l'ombilic, avec un prolongement dans l'hypocondre gauche. Cette tumeur était le siège de pulsations expansives. Trois jours avant la mort, survint une grande prostration, et le malade mourut tout à coup sans agonie.

A l'*autopsie*, crosse de l'aorte un peu athéromateuse; absence d'altération du vaisseau dans le reste de son étendue, jusqu'au tronc cœliaque. Au-dessous de ce point, ouverture ovale de l'aorte faisant communiquer l'artère avec un vaste sac anévrysmal; au-dessous, seconde tumeur placée en travers et s'étendant dans la fosse iliaque gauche, avec une large fente à la partie inférieure, donnant issue à l'épanchement d'une grande quantité de sang au-dessous des lames du mésentère. La cavité du péritoine ne contenait pas une goutte de sang, le corps des vertèbres était sain, le côlon rétréci et pâle bordait la partie inférieure de la tumeur.

— Un boucher, âgé de 34 ans, entre à Meath Hospital dans le service de Graves, en novembre 1830. Dix-huit mois auparavant, en soulevant un fardeau, il avait ressenti au creux de l'estomac une douleur violente qui avait cessé après quelques jours. Après un an, nouvelle douleur au même point avec sensation de battements épigastriques, vomissements et palpitations. A son entrée à l'hôpital, le malade accusait de la faiblesse dans les régions lombaires, les hanches, la partie antérieure des cuisses avec sensation d'engourdissement et de refroidissement. Les douleurs augmentaient par le mouvement et empêchaient la marche pendant longtemps. Une tumeur diffuse, avec bruit de soufflet et pulsations violentes occupait l'épigastre et l'hypocondre gauche. Au 18e jour de séjour à l'hôpital, la tumeur s'était étendue depuis les côtes jusqu'à la crête de l'os iliaque, elle atteignait la ligne médiane, occupant ainsi toute la moitié gauche de l'abdomen. Ce nouvel épanchement ne présentait pas de pulsations, et le battement épigastrique, beaucoup moins fort qu'auparavant, s'était limité à un seul point, placé à droite de la ligne médiane. Au 20e jour, aggravation considérable :

pâleur mortelle et lèvres blanches; dans la journée précédente, douleur subite et intolérable à l'aine gauche où l'on constata l'existence d'une tumeur agitée de pulsations faibles; puis, nouvelle douleur dans la région lombaire du même côté, affaiblissement progressif et mort.

. A l'*autopsie*, les muscles et le péritoine de la paroi antérieure ne présentent rien d'anormal; le foie, la rate, le pancréas et les intestins sont sains. « La membrane séreuse qui tapisse les régions lombaire et iliaque gauches, est repoussée en avant et en haut, par une quantité considérable de sang noir coagulé qui a également porté la rate et l'estomac à droite et en avant. Le caillot sanguin s'étend en avant de la colonne vertébrale et repousse le rein gauche en avant et vers la ligne médiane; le tissu des muscles psoas et iliaque gauches, est infiltré de sang; celui-ci entoure et comprime les nerfs du membre inférieur correspondant. Le sang coagulé, placé le long de la colonne vertébrale, est évidemment épanché depuis plus longtemps; il est brun, fibrineux et disposé en couches concentriques qu'on sépare facilement, mais qui sont entremêlées de nombreuses fibres rougeâtres. — A gauche de la colonne vertébrale, et un peu au-dessus du rein, se trouve le véritable sac anévrysmal; il est formé par un tissu cellulaire blanc et dense, et sa cavité, presque régulièrement sphérique, est assez grande pour contenir une petite orange. Le sac est ouvert sur deux points différents : l'une de ses ouvertures est située un peu à gauche, et c'est par elle qu'une grande quantité de sang a pu s'épancher sous le péritoine; l'autre ouverture communique avec la partie postérieure de l'aorte, elle est située à distance égale de l'origine du tronc cœliaque et des artères mésentériques inférieures. Les trois premières vertèbres lombaires sont détruites en grande partie, les disques intervertébraux étant beaucoup moins altérés. »

Il s'agit donc ici d'un anévrysme de l'aorte abdominale rompu dans le tissu cellulaire rétro-péritonéal avec décollement considérable de la séreuse jusque dans les régions iliaques et lombaires. Dans l'observation précédente, l'épanchement sanguin s'était fait également en dehors de la cavité péritonéale, et le fait suivant, dû encore à Stokes, va nous montrer deux ruptures avec deux anévrysmes diffus, l'un au-dessous du péritoine recouvrant le foie et l'estomac, l'autre dans la cavité même de la grande séreuse.

Un homme, d'âge moyen, souffrait depuis un an, de douleurs violentes dans le dos, dans les côtés et dans la région de l'estomac. On constatait une tumeur pulsatile à l'épigastre, présentant tous les signes d'un anévrysme abdominal. Deux jours après son entrée à l'hôpital, on observait avec étonnement le fait suivant : la tumeur, d'abord si manifeste, n'était plus apparente, mais elle existait toujours; car, si elle disparaissait lorsque le malade se mettait sur le côté, elle se reproduisait avec les douleurs lorsqu'il se plaçait sur le dos. La mort arriva subitement.

A l'*autopsie*, dans la cavité péritonéale, caillot sanguin considérable par rupture de la partie antéro-supérieure de l'anévrysme. On trouva également un épanchement de sang entre l'estomac et sa tunique péritonéale ; un épanchement de sang analogue avait séparé le péritoine de la surface convexe du foie, dans une grande étendue. L'anévrysme était placé entre les piliers du diaphragme ; aucune altération du corps des vertèbres [1].

Lorsque la rupture de l'anévrysme se fait dans le tube digestif, la plèvre, le poumon, on observe des symptômes en rapport avec les organes atteints (melœna, signes d'épanchement pleural subit, hémoptysies). Dans ce dernier cas, la mort peut subvenir rapidement dans « un état qui tient à la fois de la syncope et de l'asphyxie » (Stokes).

Lorsque la rupture se fait dans une cavité libre et à plus forte raison dans le péritoine, dans le tissu cellulaire rétro-péritonéal, la physionomie clinique de la maladie change tout à coup. Jusque-là, il y avait disproportion absolue entre la gravité de l'état local, c'est-à-dire le grand développement de la tumeur anévrysmale, et la bénignité ou même l'intégrité de l'état général. Mais aussitôt la rupture produite, la scène pathologique se modifie : la tumeur est moins saillante, moins pulsatile, et l'on a vu des organes déplacés ou refoulés par elle, comme le foie, reprendre leur position primitive ; par contre, l'état général s'aggrave, une douleur vive et intolérable s'accuse, le pouls s'affaiblit et s'accélère, il y a des nausées, des vomissements, des lipothymies, des syncopes, le malade peut succomber subitement (ce qui est rare) ou plus ou moins rapidement. D'autres fois, l'anévrysme diffus est constitué, et la survie peut alors être plus ou moins longue, grâce à la formation protectrice de nombreuses adhérences. Mais ce n'est encore qu'une accalmie passagère, jusqu'au jour où une nouvelle rupture emportera le malade par l'abondance et la rapidité de l'hémorrhagie.

[1] ALEXEIEFF (*Pédiat. russe* et *Rev. de méd.*, 1898) donne la relation d'un anévrysme de l'aorte abdominale rompu dans le péritoine chez une fillette de 10 ans. Elle avait été amenée à l'hôpital avec les symptômes suivants : vives douleurs dans les membres inférieurs, impossibilité de se tenir debout, température 38°, 7. Amélioration après quinze jours, au point que la malade put quitter le lit. Mais, bientôt, recrudescence de la maladie avec douleurs abdominales très vives, puis *convulsions* généralisées, perte incomplète de connaissance, état comateux ; apparition d'une tumeur pulsatile dans la région ombilicale, pouls de la fémorale plus faible à gauche qu'à droite ; température de l'extrémité inférieure gauche abaissée de deux degrés comparativement à celle du côté droit. Aucun antécédent héréditaire à noter.

A l'*autopsie*, anévrysme de l'aorte abdominale rompu avec épanchement sanguin dans le péritoine. (Les convulsions, notées dans cette observation, ont été signalées autrefois par STOKES à la suite des ruptures anévrysmales) ; elles sont, selon lui, de même nature que celles qui sont produites par des déperditions de sang, subites et considérables.

Diagnostic.

Le premier anévrysme interne diagnostiqué pendant la vie et constaté
après la mort par Vésale, en 1557, a été un anévrysme de l'aorte abdominale, et cependant il n'en est pas qui, avec ceux de l'aorte thoracique
descendante, soient plus souvent méconnus ou confondus avec d'autres
affections. Sur 104 cas, Lebert en signale trente où la maladie n'a pu être
reconnue qu'après la mort. Pour l'instant, il nous suffira de donner la
simple énumération des erreurs commises et de rappeler que ces anévrysmes ont été confondus avec : le lumbago rhumatismal, des névralgies
intercostales ou dorso-lombaires, la sciatique ; une maladie du foie
lorsque la tumeur comprime les voies biliaires ou la veine porte ; une
maladie calculeuse des reins ou des uretères ; un mal de Pott, une
méningo-myélite, un phlegmon périnéphrétique, une ectopie du rein ; un
cancer du pylore, une maladie d'estomac surtout lorsque la tumeur anévrysmale est placée au niveau du tronc cœliaque ; des tumeurs can-
céreuses de l'intestin, l'obstruction intestinale, des kystes du mésentère,
des abcès froids, la leucocythémie. Lorsque la tumeur comprime l'intestin,
elle peut donner lieu à des symptômes d'obstruction intestinale, complète
ou incomplète, ou encore à ceux d'une maladie bronzée par la compression des nerfs splanchniques.

Il est impossible de passer en revue et d'étudier toutes les erreurs de
diagnostic, et il suffit d'en citer quelques exemples. Voici une observation résumée de Scarpa, intéressante en ce sens qu'un anévrysme de
l'aorte abdominale a pu faire croire successivement, à un simple rhumatisme, à des accès de colique néphrétique, à des calculs rénaux.

Un homme de 45 ans, « adonné au vin et à la débauche », entre à l'hôpital
le 5 novembre 1801. Depuis six mois, il souffrait d'une douleur presque
continuelle à la région lombaire et à l'abdomen. Dans les moments où « le
spasme douloureux était le plus violent, il éprouvait des tiraillements et un
sentiment de pesanteur aux *testicules* surtout au gauche ». Un médecin crut
à un *rhumatisme*, puis un autre à des *calculs dans les reins*. Les douleurs
s'étendaient aux fausses côtes inférieures gauches, quelquefois au testicule
du même côté; le malade se trouvait mieux couché sur le côté gauche, ou
assis sur son lit et courbé en avant. Aucune pulsation ne fut aperçue à la
région lombaire, et il fut trouvé mort dans son lit, le 15 février 1802.

A l'*autopsie*, on trouva du sang « extravasé et coagulé derrière le péritoine »
depuis la région lombaire jusqu'à l'arcade crurale du même côté. A huit travers de doigt au-dessus du passage de l'aorte à travers le diaphragme, existait un anévrysme appuyé sur le corps des vertèbres dorsales inférieures, et

s'étant creusé de profondes cavités dans la substance du muscle psoas gauche jusqu'à désorganiser les nerfs lombaires, le nerf crural et l'obturateur, ce qui rendait compte des douleurs violentes ressenties dans ces parties. Le sac manquait dans un certain espace au niveau des vertèbres dorsales inférieures en partie détruites, tandis que la substance cartilagineuse intervertébrale avait échappé à la destruction.

L'anévrysme de l'aorte abdominale est assez souvent confondu avec un *mal de Pott*. Rien n'y manque : gibbosité anguleuse, douleurs extrêmement vives, très rebelles, constrictives autour de l'abdomen et dans les membres inférieurs, apparition dans le flanc gauche d'une tumeur prise pour un abcès par congestion, paraplégie possible quoique très rare, et le diagnostic ne s'établit qu'au moment de la rupture de la poche anévrysmale dans la cavité abdominale. Voici, parmi beaucoup d'autres, un fait de ce genre rapporté par Comby :

Un homme de 49 ans, est tourmenté depuis deux ans par des douleurs au flanc et à la cuisse gauches. Un jour, on constate à la fin de la région dorsale de la colonne vertébrale, une gibbosité, petite, anguleuse, semblable à celle du mal de Pott, non douloureuse à la pression. Au flanc gauche, on sent une rénitence particulière non fluctuante, que l'on prend cependant pour un abcès par congestion. Pas de paraplégie, ni d'anesthésie, pas de troubles du côté de la vessie ou de l'intestin. Tous les médecins appelés à voir ce malade pensent à un mal de Pott et le traitent en conséquence (cautérisations ponctuées sur le trajet du rachis, opium, bains sulfureux). Après quatre mois de séjour à l'hôpital, aggravation subite, douleurs intolérables, état général grave, facies grippé, apparition d'une tuméfaction pulsatile au flanc gauche, mort le lendemain. Alors, on pense à un anévrysme aortique rompu dans la cavité abdominale.

A l'*autopsie*, on constate l'intégrité de la cavité péritonéale, mais par transparence on aperçoit sous la séreuse « une masse sanguine qui va du diaphragme à l'arcade de Fallope, et de la colonne vertébrale au flanc gauche rempli par une masse de caillots noirâtres. Ces caillots qui ont décollé le péritoine, ont repoussé en avant le mésentère et les anses intestinales, dédoublé les deux feuillets du mésocolon descendant, séparé le diaphragme et la paroi abdominale antérieure du péritoine qui les tapisse normalement ». La poche anévrysmale est énorme et refoule en avant les piliers du diaphragme [1].

Une tumeur anévrysmale sous-diaphragmatique a pu faire croire à une *cirrhose hypertrophique* spléno-hépatique, puis à une *leucocythémie*, enfin à un *phlegmon périnéphrétique*. Rendu explique comment ces erreurs successives de diagnostic ont pu être commises [2].

[1] *Soc. anat.*, 1878.
[2] *Leçons de clinique médicale*, 1890.

Tout d'abord, le malade âgé de 46 ans présentait des déformations rachitiques du thorax (bombement du sternum, projection inégale des côtes), puis une voussure de la moitié inférieure gauche du thorax et un évasement de la région sous-diaphragmatique comme dans les cas d'hypertrophie du foie et de la rate, dans la cirrhose hypertrophique. Il y avait, de plus, un épanchement pleural gauche. On avait songé un instant à la possibilité d'une leucocythémie, en raison de l'hypertrophie apparente du foie et de la rate chez un sujet cachectique et anémique. Enfin l'idée d'un abcès périnéphrétique pouvait encore se soutenir en raison de l'existence d'un empâtement diffus dans la région circum-rénale, de quelques points fluctuants, d'une douleur sourde et contusive assez analogue à celle des collections inflammatoires profondes, en raison encore d'un traumatisme antérieur sur la région lombaire qui avait même déterminé une fracture de côte, et les irradiations iliaques et inguinales des douleurs, la rétraction concomitante du testicule étaient encore autant de symptômes pouvant faire songer aux coliques calculeuses, et à la lithiase rénale, cause assez fréquente du phlegmon périnéphrétique.

Dans l'anévrysme de la portion inférieure de l'aorte abdominale, les caillots oblitérateurs peuvent intéresser l'une des artères rénales ou les deux à la fois et donner lieu à des accidents graves et mortels *d'urémie*. D'autres fois, il se produit un vaste infarctus du rein par oblitération presque totale de l'artère rénale correspondante, et lorsque quelques symptômes d'autres oblitérations artérielles se présentent en même temps, le diagnostic devient presque impossible. Le résumé de cette observation fort intéressante de Vulpian [1] va nous le démontrer.

Une femme de 89 ans, entrée à l'infirmerie de la Salpêtrière le 30 octobre 1867, y meurt le 3 novembre. Depuis dix ans, elle aurait eu une hémiparésie droite, et depuis un an, elle ne marche plus. Facies très altéré, dyspnée considérable et prostration des forces ; commissure labiale droite un peu abaissée ; bras droit un peu moins fort que le gauche et un peu raide (légère hémiplégie). Douleurs vives à la région hépatique. Tout le côté droit de la poitrine est moins sonore que le gauche et présente une respiration rude, un retentissement exagéré de la voix, quelques râles sous-crépitants à la base et en arrière. Bruits du cœur tumultueux sans bruits anormaux ; pouls petit, fréquent, irrégulier, peau froide ; température axillaire à 37°. Les urines sont foncées avec une très petite quantité d'albumine. Il est impossible de porter un diagnostic précis, et Vulpian pense, sous toutes réserves, à une pneumonie.

A l'*autopsie*, artères de la base de l'encéphale très altérées, à parois épaissies et scléreuses, présentant çà et là quelques plaques ossiformes. Dans plu-

---

[1] Altérations scléreuses et athéromateuses de l'aorte ; anévrysme athéromateux de ce vaisseau ; polype fibrineux dans l'aorte abdominale, l'un d'eux situé à l'origine de l'artère rénale droite, infarctus du rein droit (*Soc. anat.*, 1867).

sieurs points, le calibre de ces artères est fortement rétréci. A la partie postérieure du noyau blanc de l'hémisphère gauche, on trouve deux petites taches grisâtres dues à un travail de nécrobiose cérébrale. — Congestion œdémateuse de presque toute l'étendue du poumon droit, et au poumon gauche, lésion identique, quoique moins accusée. Cœur hypertrophié sans lésions valvulaires. Aorte dilatée à son origine, avec des plaques scléro-athéromateuses, et des ulcérations dues au ramollissement de l'athérome. Dans l'aorte abdominale, on trouve deux caillots fibrineux, décolorés, denses, adhérents à la membrane interne. De ces deux sortes de polypes fibrineux qui ont le volume d'une groseille, l'un est fixé à l'origine d'une petite artère lombaire, l'autre est situé juste au niveau de l'origine de l'artère rénale droite qui est oblitérée presque complètement. A 3 centimètres environ au-dessus de la bifurcation terminale de l'aorte, vers la région antérieure, existe sur ce vaisseau une saillie hémisphérique, poche anévrysmale communiquant avec l'intérieur du vaisseau par une petite ouverture, et renfermant un caillot qui présente « des trajets comme canaliculés de diamètre varié, anastomosés ensemble ». — Le rein gauche ne présente aucune altération notable, sauf quelques petits kystes séreux. Le rein droit est augmenté de volume, bosselé ; tout son tiers moyen est le siège d'un gros infarctus de date ancienne ; formé par suite de l'oblitération presque totale de l'artère rénale correspondante au niveau de son origine aortique.

Ces quelques exemples montrent combien et comment peut être obscurci le diagnostic d'anévrysme de l'aorte abdominale. Or, à la période simplement douloureuse, ce diagnostic est loin d'être impossible en s'appuyant sur le caractère même des douleurs. Celles-ci augmentent par certains mouvements, par la marche, par la station debout, par l'équitation, par certaines attitudes qui sont presque toujours les mêmes ; elles diminuent et peuvent même disparaître par le repos, la position horizontale. Or, ce n'est pas ainsi que se comportent les douleurs simplement névralgiques : le repos peut les atténuer sans doute, mais il ne les fait pas entièrement disparaître ; leurs paroxysmes sont moins étroitement liés à certains mouvements, à certaines attitudes du malade ; elles ne sont pas rebelles à la médication antinévralgique. En s'appuyant sur ces caractères cliniques, il n'est pas encore possible, sans doute, d'affirmer le diagnostic d'anévrysme ; mais y penser déjà, c'est le chercher ; et le chercher, c'est souvent le trouver. Alors, en plaçant une main sur la région lombaire que l'on comprime d'arrière en avant, en appuyant l'autre sur la région abdominale antérieure que l'on comprime d'avant en arrière, on constate l'existence d'une tumeur pulsatile et expansive en masse. Si l'on constate en même temps un retard du pouls fémoral, le diagnostic est établi en faveur d'un anévrysme de l'aorte et contre une tumeur placée au-devant de l'aorte, tumeur non expansive dans tous les sens et à battements communiqués. Ce retard du pouls fémoral peut également servir pour le diagnostic avec l'anévrysme de l'artère mésentérique, de l'artère splénique, etc., maladies du reste relativement rares. Enfin, l'existence de la claudication intermittente dans sa forme même atténuée, lève encore les doutes en faveur d'un anévrysme de la portion inférieure de l'aorte abdominale. Dans cet anévrysme, le retard avec l'affaiblissement du pouls fémoral est bilatéral, tandis qu'il est unilatéral dans l'anévrysme de l'iliaque primitive.

Quelques auteurs ont pensé pouvoir distinguer ces *douleurs anévrysmatiques* de celles de l'ostéite vertébrale, auxquelles ils ont attribué un caractère térébrant qui n'a rien de spécial ni d'absolument précis, puisque les plus profondes altérations osseuses ont pu souvent s'accomplir silencieusement. Il n'en est pas de même des *douleurs de rupture* qu'il importe de bien connaître et qu'il est possible de distinguer, même dans les cas assez fréquents où la mort survient seulement quelques semaines ou quelques mois après. Souvent, la douleur de rupture éclate, subite, atroce, avec un déchirement dont le malade a conscience et qu'il traduit par cette expression ; puis on voit s'y joindre quelques symptômes hémorrhagiques : syncopes, lipothymies, sueurs froides, nausées, état vertigineux, abaissement de la température. La mort par hémorrhagie peut survenir rapidement ; mais d'autres fois une accalmie trompeuse se produit jusqu'au jour où une nouvelle déchirure, rompant la barrière fibrineuse, emporte le malade. Dans l'intervalle, on a pu faire souvent le diagnostic de la rupture anévrysmale ; la tumeur a considérablement augmenté de volume, elle s'est étalée, on l'a vue passer jusque dans la gaine du psoas, et le diagnostic d'anévrysme diffus a pu être établi.

Comme les signes directs peuvent faire défaut, permettant l'hésitation entre un anévrysme et une *tumeur* solide soulevée par l'aorte, il est souvent utile d'avoir recours aux signes indirects, tirés de l'exploration du pouls fémoral, et consistant : 1° en une augmentation du retard symétrique de ce pouls ; 2° en une exagération de la circulation artérielle quand on comprime la tumeur abdominale, et inversement en une diminution de cette circulation quand on cesse la compression. En effet, lorsque l'on comprime un anévrysme communiquant avec l'aorte, on chasse dans ce vaisseau le sang contenu dans le sac, d'où afflux plus grand de ce liquide dans l'artère fémorale et élévation notable de la ligne d'ensemble des pulsations recueillies au sphygmographe. Par contre, la décompression brusque de la tumeur produit un phénomène inverse : la diminution de tension et d'amplitude de l'artère crurale. Les deux figures suivantes de Franck démontrent le fait d'une façon très concluante.

Lorsqu'il s'agit d'une *tumeur solide* soulevée par les pulsations de l'aorte, sa compression tend au contraire à supprimer le pouls fémoral, tandis que sa décompression le fait reparaître. Ce mode de diagnostic, depuis longtemps indiqué par Marey pour les tumeurs pulsatiles du pli du coude et du creux poplité, n'est pas un procédé clinique à recommander en raison des accidents qu'il est capable de provoquer. Il est plus

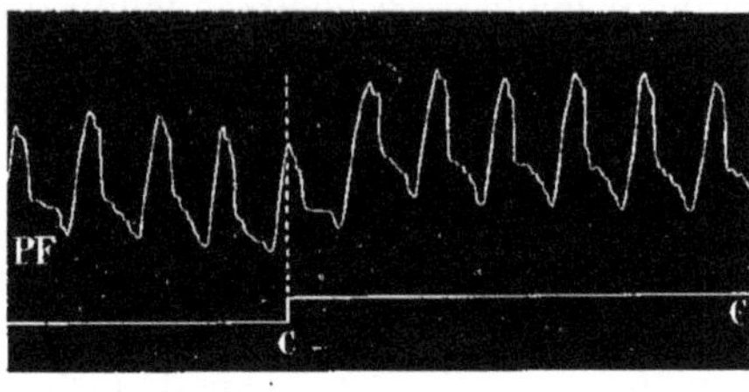

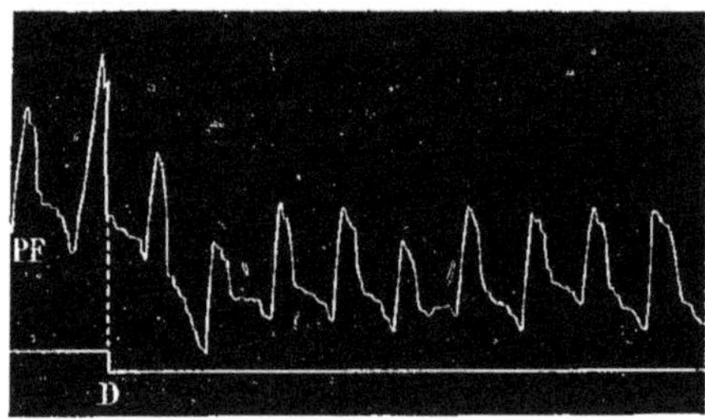

Fig. 164-165.

PF, pouls fémoral d'un malade présentant une tumeur pulsatile de l'abdomen. — A l'instant C, on comprime la tumeur ; la tension artérielle augmente aussitôt dans la fémorale et reste élevée tant qu'on maintient la compression.

La tumeur est brusquement décomprimée à l'instant D ; l'artère fémorale s'affaisse, et les pulsations qui suivent sont notablement atténuées.

simple de baser son diagnostic sur les mouvements d'expansion propres aux anévrysmes et qu'on n'observe jamais pour des tumeurs dont les battements sont communiqués par les vaisseaux sous-jacents, même pour des tumeurs vasculaires. « Dans le cas d'anévrysme — comme l'a dit Lefort — on sent que la force expansive se propage d'un point de la tumeur à toute sa masse ; dans le cas de tumeurs vasculaires, on sent la réplétion se faire simultanément dans toutes les parties. »

En l'absence de toute dilatation anévrysmale, d'insuffisance aortique ou de goitre exophtalmique, on observe chez certains sujets le phénomène de l'*aorte pulsatile*, caractérisé par la sensation parfois pénible ou même douloureuse de battements épigastriques, pouvant s'étendre de l'appendice xiphoïde à l'ombilic et même plus bas. Ces pulsations aortiques s'observent assez souvent chez les nerveux, chez les malades atteints de divers troubles gastro-intestinaux ou utéro-ovariens, chez ceux qui présentent des chutes d'organes et principalement une ptose du côlon transverse laissant ainsi l'aorte plus en rapport avec le plan musculaire. Les battements, parfois violents, occupent le plus souvent la ligne médiane, quelquefois l'épigastre un peu à gauche et pouvant s'étendre jusqu'aux iliaques ; ils sont paroxystiques, apparaissant et disparaissant sans cause, brusques, saccadés, soulevant fortement en avant la main exploratrice, sans expansion latérale, sans aucune apparence de tumeur, sans aucun bruit morbide. Cependant, Laennec aurait constaté un « bruit de soufflet assez marqué », ce qui n'est pas du reste impossible, en raison de l'état spasmodique de l'aorte. Assez souvent, on croit à l'existence d'une tumeur anévrysmale, et cependant d'après les caractères cliniques de ces battements, l'erreur ne doit pas être de longue durée. Laennec rapporte l'histoire d'une jeune fille atteinte d'une fièvre pernicieuse double-tierce et vue avec Bayle. Au-dessous de l'épigastre on sentait comme une tumeur « donnant des pulsations fortes, isochrones à celles du pouls et accompagnées d'un mouvement de dilatation générale bien marqué ». Il n'était pas douteux, pour les deux observateurs, qu'il s'agissait d'un anévrysme de l'aorte, vers la hauteur de l'artère cœliaque. Mais, au bout d'un mois, avec le retour graduel des forces, on constate la disparition de la pseudo-tumeur et des battements. « J'ai rencontré depuis plusieurs cas tout à fait semblables, ajoute-t-il, et je suis parvenu aisément à les distinguer de l'anévrysme réel de l'aorte ventrale, en ce que dans ce dernier on ne sent pas le calibre de l'artère, tandis que dans le premier on sent parfaitement qu'elle a partout son diamètre naturel. »

Le battement, saccadé et brusque, est rarement diastolique comme celui d'une tumeur anévrysmale, ajoute Stokes après Hope ; la pulsation est mal limitée, allongée, occupant parfois tout le trajet de l'aorte jusqu'à sa bifurcation ; elle diffère du battement anévrysmal par son intensité qui va en augmentant de haut en bas et qui présente son maximum à la région ombilicale ; enfin sa force et ses caractères varient à chaque instant [1].

[1] Dès 1749, Sénac a appelé l'attention sur ces faits : « Il ne faut pas confondre la pulsation du cœur avec le battement de l'aorte. Les battements qu'on sent à la région de l'estomac ne sont donc pas ordinairement des battements du cœur, ce sont les pulsations de l'aorte. » Il rappelle, d'après Riolan, que Catherine de Médicis sentait des pulsations au côté droit de la poitrine « sans qu'elle se plaignit d'aucune incommodité » ; qu'un homme de 40 ans était sujet à de semblables battements « sans avoir éprouvé aucun accident qui intéressât la santé ou la vie ». — Dans sa 39e lettre, Morgagni a cité des cas semblables. Il parle notamment d'une femme de 44 ans présentant des pulsations « dans les régions moyenne et supérieure du ventre ». Tout ce qu'il y avait à cet endroit pouvait facilement être rapporté à une affection hystérico-convulsive.

Reste la question de *siège*.

A la *partie supérieure de l'aorte abdominale*, au niveau de l'anneau du diaphragme et du tronc cœliaque, l'anévrysme est caractérisé souvent par de très vives douleurs épigastriques, par des vomissements et des troubles digestifs pouvant faire croire à l'existence d'une affection plus ou moins grave de l'estomac. A la *partie moyenne*, l'obstruction d'une ou des deux artères rénales provoque l'albuminurie et peut conduire à l'urémie rapide ; la lésion siégeant au-dessous est capable de provoquer encore l'apparition de l'albumine en augmentant considérablement la tension sanguine dans les artères rénales ; enfin, il existe une troisième cause d'albuminurie par existence concomitante de néphrite interstitielle et artérielle. Les troubles de sécrétion urinaire sont donc importants à considérer pour le diagnostic, et il importe d'ajouter les effets produits par la compression des uretères.

Lorsque le diagnostic de tumeur anévrysmale a été bien établi, il s'agit non seulement d'en connaître le siège, mais encore de différencier l'anévrysme de l'aorte abdominale avec ceux d'autres artères (mésentériques, hépatique, splénique, rénale, etc.). Malgré leur peu de fréquence, il est utile de les mentionner, ne serait-ce que pour les mieux faire connaître.

1° Les deux premières observations d'*anévrysmes de l'artère mésentérique supérieure* ont été publiées en 1830, par Bergeon et Bérard, puis par Lecadre. Dans la première, on avait cru à un ulcère de l'estomac ; dans la seconde, à un empoisonnement. Puis, en 1841, Wilson publia deux autres faits, l'un avec ictère par compression des voies biliaires, l'autre avec hématémèses répétées. Gairdner a observé (1862) un anévrysme de la mésentérique supérieure avec ictère ; il s'était ouvert vingt-deux mois avant la mort dans le duodénum, d'où hématémèses répétées et symptômes ressemblant à un ulcère du duodénum ou de l'estomac. L'observation de Rodet (1864) concerne un anévrysme de la mésentérique inférieure, consécutif à une endocardite ulcéreuse mitrale qui avait abouti à la disparition presque complète de la valvule. — La même année, Chauffard relatait l'histoire d'une malade âgée de 23 ans, très anémiée, avec un pouls fréquent, petit et dépressible, atteinte depuis environ un mois d'hémorrhagies répétées par le rectum. La présence d'une tumeur siégeant sous les fausses côtes, à gauche à trois ou quatre travers de doigt de la ligne blanche, douée de battements et d'un mouvement d'expansion très

---

[1] Bergeon et Bérard (*Soc. anat.*, 1830). — Lecadre (*Journ. de méd. et de chir. pratiques*, 1830). — Wilson (*Med. chir. trans.*, London, 1841). — Cruveilhier. *Traité d'anat. path.*, 1852). — Gairdner (*Clinical medicine*, 1862). — Rodet (*Soc. des sc. méd. de Lyon*, 1864). — Chauffard (*Soc. méd. des hôpitaux*, 1864). — Yeo (*Tr. path. soc.*, London, 1870-1871). — Murchison (*Leçons clin. sur les maladies du foie*, trad. française, 1878).

net, sans aucune modification des pouls fémoraux, sans aucune variation sphygmographique produite par la pression de la poche sanguine, avait permis de faire le diagnostic exact pendant la vie. A l'autopsie, on trouva une péritonite généralisée et adhésive, de date récente, et réunissant toute la masse intestinale ; il existait un anévrysme de l'artère mésentérique supérieure siégeant peu après son émergence de l'aorte, gros comme un œuf de poule, rempli de caillots fibrineux, stratifiés et adhérents au sac ; le trépied cœliaque et l'aorte ne présentaient aucune altération. La tumeur avait contracté d'intimes adhérences avec la troisième portion du duodénum, et au niveau de ces adhérences, la muqueuse intestinale était amincie et ulcérée ; par cette ulcération, on pouvait y faire passer sans effort un stylet mousse, de l'intestin dans l'intérieur de la tumeur. Les caillots concentriques, passant au-devant de cette ouverture accidentelle de l'intestin, mettaient seuls obstacle à la libre et entière communication du sac avec le tube digestif, disposition qui expliquait la répétition des hémorrhagies et leurs arrêts momentanés.

Dans un cas rapporté par Yeo (1870), il y avait compression des artères rénales, d'où mort avec symptômes comateux de nature urémique. Enfin, le fait de Murchison mentionne la mort par hémorrhagies profuses de l'estomac et des intestins.

2° Les deux premières observations d'*anévrysmes de l'artère hépatique* ont été données en France d'abord par Sestié, en 1833, puis par W. Stokes en Irlande, une année plus tard[1]. Tous les faits connus dans la science, ont été, du reste, réunis sur ce sujet dans une thèse récente[2].

Dans l'observation de Ledieu (1856), il s'agit d'une femme de 54 ans présentant un œdème progressif des membres inférieurs avec de l'albumine en quantité considérable dans les urines, puis une ascite abondante dans les derniers jours. A l'autopsie, on trouve d'abord de la bronchite et de l'emphysème pulmonaire (diagnostic porté pendant la vie), le cœur sans aucune lésion, la cavité péritonéale remplie de 15 litres de liquide, le foie légèrement cirrhosé, les reins peu altérés. En disséquant l'artère hépatique, on aperçoit au-dessus de la branche pylorique, une tumeur du volume d'une grosse aveline, très dure et développée dans l'épaisseur du vaisseau. L'artère pylorique restée perméable, fournissait des anastomoses suffisantes pour donner au foie le sang artériel dont il avait besoin.

Dans les observations de Wallmann, Lebert, Quincke, Drasche, Caton, Hale, White, Sainton (la dernière en date), on voit que l'anévrysme

---

[1] Sestié (*Soc. anatomique*, 1833). — W. Stokes (*The Dublin journal of méd. sc.*, 1834).
[2] A. Bernard. *Thèse de Paris*, 1897.

de l'artère hépatique se traduit par quatre ordres de symptômes : 1° une tumeur presque toujours inappréciable en raison de sa situation profonde, mais capable par son gros volume (comme une tête d'enfant dans l'observation de Wallmann) de déplacer le foie ; 2° des douleurs produites par la pression des plexus nerveux voisins et souvent prises pour des coliques hépatiques ; 3° un ictère par compression des voies biliaires ; 4° des hématémèses. — Dans les anévrysmes des artères mésentériques, l'ictère est moins commun, et les hémorrhagies intestinales plus fréquentes.

3° Un des premiers faits d'*anévrysme de l'artère splénique* a été donné par Beaussier, en 1770, et dans ce cas les parois du vaisseau étaient très ossifiées. Cependant, Th. Bonnet, dans le *Sepulcretum*, sous le titre (*palpitatio ab aneurismate lienis*) mentionne un fait qui aurait été observé par Baillou. D'autres observations ont été rapportées par Chambert, Cruveilhier, Santesson, Leudet, Ware, Mayet, Heppner, etc. Mais il s'agit là de raretés pathologiques, de surprises d'autopsies, quoique Lebert croie ces anévrysmes aussi fréquents que ceux de la mésentérique supérieure.

. — D'après Cruveilhier, peu d'artères anévrysmatiques sont aussi sujettes que l'artère splénique aux concrétions calcaires, et il rapporte qu'il a vu : d'une part un anévrysme ovoïde de l'artère splénique incrusté de phosphates calcaires et rempli de caillots sanguins laissant le centre du vaisseau parfaitement libre ; d'autre part, sur un même sujet, trois petits anévrysmes hémisphériques à parois osseuses.

— Le fait antérieur de Chambert (1837) était analogue : anévrysme de l'artère splénique se présentant sous forme de coque osseuse comblée dans son intérieur par des caillots sanguins très adhérents.

— Des deux observations de Leudet, l'une concerne une femme de 70 ans, morte d'un cancer de l'utérus et à l'autopsie de laquelle on trouva deux tumeurs anévrysmales complètement ossifiées sur le trajet de l'artère splénique. L'autre observation est relative a une femme morte à 53 ans, d'une pneumonie. Toutes les valvules cardiaques étaient saines, de même que l'aorte et les artères mésentériques ; à son entrée dans la rate, la branche supérieure de la division de l'artère splénique était le siège d'une dilatation anévrysmale du volume d'une aveline, surmontée de saillies partielles semisphériques et tapissées de plaques calcaires, communiquant par une large ouverture avec la cavité vasculaire. Deux autres anévrysmes existaient sur le trajet du même tronc de l'artère splénique au niveau de l'estomac. La rate avait son volume ordinaire, sa membrane fibreuse d'enveloppe était saine, et l'estomac n'offrait aucune altération.

— Dans les faits de Santesson (1849) et Mayet (1879), la mort est survenue très rapidement par rupture d'un petit anévrysme splénique. Enfin, Ware

(1856) a constaté les symptômes d'une obstruction intestinale par dilatation osseuse et anévrysme de l'artère splénique [1].

— Le fait de Heppner, que cet auteur avait attribué à un anévrysme du tronc cœliaque, est relatif à une femme de 58 ans dont l'exploration abdominale donnait les résultats suivants : rate énorme, atteignant presque l'ombilic, et au creux épigastrique tumeur pulsatile, mobile et consistante, grosse comme une pomme, avec mouvement d'expansion rythmique en tous sens et souffle très net à son niveau. Scoliose des 11e et 12e vertèbres dorsales sensibles à la pression. La tumeur est peu douloureuse à la pression, tandis que la rate est beaucoup plus sensible lorsqu'on la comprime. La malade avait fait une chute grave à 8 ans, et l'hypertrophie de la rate avait été déjà constatée depuis 40 ans, la tumeur pulsatile depuis 10 ans. Une nuit, douleur subite et très vive au creux épigastrique, puis mort en quelques instants. — A l'*autopsie*, liquide séro-sanguinolent dans le péritoine, caillots sanguins dans l'épaisseur des épiploons. Rate très volumineuse à capsule épaissie, à tissu très ramolli. Aorte abdominale normale ; tous les vaisseaux qui en naissent au niveau du plexus solaire sont entourés d'une masse de tissu conjonctif très épaissi. Tronc cœliaque et ses branches dilatés. Après 19 centimètres de son parcours, l'artère splénique très sinueuse, déjà large comme l'aorte à son niveau, se dilate tout à coup en une tumeur anévrysmale de forme ovoïde, de 7 cent. 6 de long sur 6 centimètres de large, avec une paroi inégale, calcifiée, et rompue dans un point, avec une cavité remplie en partie par un caillot ferme et adhé-rent. La tunique externe est intacte, la tunique interne peu altérée, la moyenne envahie par la dégénération calcaire. Les troncs secondaires et les branches de la splénique présentent, avant leur pénétration dans la rate, plusieurs dilatations anévrysmales (7 au niveau du hile, 2 ayant le volume d'un œuf de canard dans l'épaisseur du parenchyme splénique). Il en existe d'autres encore dont le volume varie entre un pois et une noisette. Veine splé-nique et ses branches très dilatées à parois épaissies et notablement calci-fiées [1].

En résumé, le siège de ces anévrysmes est difficile à préciser, et les observations sont rares où on ait pu les diagnostiquer.

Une erreur qu'il ne faut pas commettre est relative à l'existence du *souffle splénique*, signalé par Schutzenberger, Rœser, Griesinger, puis par Maissurianz dans la fièvre intermittente, ensuite étudié par Bouchard et R. Leudet [2]. Ce bruit morbide qui n'est nullement symptomatique

---

[1] Baillou. cité par Bonnet (*Sepulchretum*, lib. II, sect. VIII, p. 836. Lugduni, 1700). — Beaussier (*Journal de méd. chir. et pharm.*, 1770). — Chambert (*Soc. anat.*, 1837. — *Catalogue of the museum, of the college of surgeons of England*, 1848). — Legrand (*Soc. anat.*, 1849). — Santesson. Stockholm, 1849. — Cruveilhier (*Traité d'anat. path. gén.*, t. II). — Rokitansky (*Ueber einige der Wichtigsten krankheiten der arterien*, Wien, 1851). — Leudet (*Soc. de biologie*, 1852 et 1856). — Ware (*Boston med. et surg. journal*, 1856). — L. Heppner (*Saint-Pétersb. med. zeitsch.*, 1872). — Mayet (*Lyon médical*, 1879).

[2] Schützenberger (*Gaz. méd. de Strasbourg*, 1867). — Rœser (*Acad. de médecine.* Paris, 1862).

d'un anévrysme de l'artère splénique, et que j'ai constaté deux fois chez deux paludéens avec grosse rate et insuffisance aortique, s'observe dans des maladies très diverses, mais toujours caractérisées par la splénomégalie : fièvres intermittentes pendant les accès (Schützenberg, Rœser, Griesinger) ; hypertrophie splénique du paludisme (9 cas de Maissurianz) ; cancer du foie, insuffisance aortique et fièvre intermittente (Gerhardt) ; hypertrophie de la rate dans la cirrhose atrophique du foie, la leucémie (Bouchard, R. Leudet). Le souffle de la « rate pulsatile » n'est pas dû à des compressions vasculaires périphériques, comme le pensaient Griesinger et Winkel, ni à l'action du ventricule gauche hypertrophié comme Gerhardt l'a cru encore ; il se passe bien dans la rate, il est doux, systolique, et comparé par Bouchard au souffle placentaire par son timbre et son intensité. Pour le constater, il faut avoir soin d'incliner le malade sur le côté gauche afin d'empêcher la pression de l'organe sur les vaisseaux abdominaux. Mais, nous répétons que sa constatation n'autorise pas à établir le diagnostic d'anévrysme de l'artère splénique. Sans doute, on peut l'observer dans ce dernier cas, mais avec d'autres caractères, et sa production dans d'autres maladies atténue beaucoup sa valeur clinique.

4° On a vu, dans la dernière observation, qu'on avait cru à un *anévrysme du tronc cœliaque*, alors qu'il s'agissait de l'artère splénique. Or, les anévrysmes du tronc cœliaque et de l'*artère coronaire stomachique* sont extrêmement rares, et le diagnostic n'en a jamais été fait, parce qu'ils reproduisent souvent les caractères cliniques des ulcères gastriques. D'autre part, ceux-ci, dans quelques observations (Pearson Irvine, Douglas Powel, 1878), seraient capables de produire des ruptures de l'artère coronaire stomachique. L'observation de Villard mérite d'être rapportée.

Un homme de 62 ans, sans antécédents pathologiques, souffrait depuis quatre mois, de troubles digestifs, de vomissements parfois alimentaires, d'une douleur épigastrique et dorsale. Il y a trois mois, hématémèse assez abondante qui se renouvelle huit jours après et s'est encore reproduite plusieurs fois. Il en résulte une anémie profonde et le malade succombe six jours après son entrée à l'hôpital. — A l'*autopsie,* on trouve au niveau de la petite courbure de l'estomac, près du pylore, une tumeur du volume d'une grosse noix appartenant à l'artère coronaire stomachique qui présente à son niveau une dilatation assez considérable. Les parois de l'anévrysme sont dures, épaisses, tapissées de caillots noirâtres, très anfractueuses. Au niveau du point où la tumeur adhère à l'estomac, on trouve un orifice arrondi la

— GRIESINGER. *Malad. infectieuses.* Trad. française, 1887. — MAISSURIANZ (*Saint-Pétersbourg Med. Woch.*, 1888). — BOUCHARD (*France méd.*, 1889). — ROBERT LEUDET (*Revue de méd.*, 1890).

faisant communiquer avec la cavité gastrique. L'aorte, l'artère coronaire stomachique sont athéromateuses. Le cœur est sain [1].

5° Les *anévrysmes de l'artère rénale* sont encore des trouvailles d'autopsie. Rayer en rapporte trois observations empruntées à des auteurs anciens (Rouppe, 1770, Dourlin, D. Nebelius), et Gendrin aurait observé une hématurie due à un anévrysme rompu de l'artère émulgente, à la surface duquel une adhérence s'était établie avec la cavité des bassinets et avec l'origine de l'uretère gauche [2]. Dans l'observation de Danner, l'anévrysme de l'artère rénale s'était développé chez un goutteux.

Le fait de Leudet concerne une femme de 62 ans morte de néphrite albumineuse. Deux mois avant, l'état de la malade s'était beaucoup aggravé : dyspnée, toux, œdème des membres inférieurs et de la face. Mort dans le coma durant depuis trente-six heures. — A l'*autopsie,* rein gauche beaucoup plus volumineux que le droit, mais les deux reins sont également altérés. Au moment où l'artère rénale va pénétrer dans le rein droit, on trouve un anévrysme, gros comme un haricot, placé à la jonction de ses deux branches, d'une forme hémisphérique, d'une consistance ferme et dure, communiquant par une ouverture presque capillaire avec le calibre de la petite branche de l'artère rénale; sa cavité était remplie d'une matière semi-molle et jaunâtre, s'écrasant facilement sous la pression, sans aucune trace de sang ou de fibrine, offrant les caractères des dépôts calcaires ordinaires. Les parois artérielles des autres vaisseaux présentaient un grand nombre de plaques calcaires. L'influence de cette lésion sur la marche de la néphrite a été nulle.

[1] Souville (cité par Villard). *Journal de médecine,* 1778. — Concato (*Union méd.,* 1862). — L. Kidd (*Dublin méd. journ.,* 1865). — Cuming (*Dublin méd. journ.,* 1868). — Villard (*Soc. anat.,* 1870). — Stretch Dowse (*Gaz. méd. de Paris,* 1877).

[2] L. Rouppe (*Physica medica,* 1770). — Titius (cité par Rayer), *Aneurysmatis arteriæ renalis sinistri exemplum.* Wittemb., 1798. — Dourlin. Tumeur anév. de l'artère émulgente gauche (*Journal de méd. et chir.,* an XII). — Gendrin (*Traité de méd. pratique*). — Leudet (*Gaz. méd. de Paris,* 1852). — Danner (*Soc. anat.,* 1856).

XXVIII

TRAITEMENTS DES ANÉVRYSMES AORTIQUES

Les traitements des anévrysmes aortiques sont nombreux, ce qui prouve que nous ne sommes pas encore en possession d'une vraie méthode thérapeutique. Le problème à résoudre est complexe. Il ne s'agit pas seulement de chercher à favoriser la coagulation du sang dans l'intérieur des anévrysmes, il faudrait encore agir sur la paroi pour empêcher son extension progressive. Or, jusqu'ici, toutes les méthodes thérapeutiques n'ont visé que la première indication et n'ont pas suffisamment tenu compte de la seconde. On s'est beaucoup occupé du contenu, pas assez du contenant ; de là, beaucoup de déceptions et d'insuccès.

Méthode débilitante

« Tout ce que l'art peut effectuer avec sûreté pour la guérison de l'anévrysme, se réduit à la diminution de la force de la circulation dans le sac. »

D'une phrase judicieuse, Hogdson a tracé ainsi la principale indication thérapeutique dont nous devons nous inspirer pour le traitement des anévrysmes, et la méthode débilitante ne vise pas d'autre but. Valsalva et Albertini ont-ils eu pour précurseurs de leur méthode : Hippocrate qui ordonnait contre les varices internes, de tirer le sang des veines des mains, d'employer une diète « rendant les sujets très secs et très exsanguins » ; Genga qui, au xviie siècle, avait déjà recours aux saignées répétées pour entraver le développement des anévrysmes traumatiques ; enfin, Rommelius (de Nurenberg) qui, en 1688, annonce avoir traité avec un certain succès les anévrysmes par les saignées et les purgations ? Il s'agit de tentatives isolées, sans lendemain, intéressantes à connaître seulement pour les érudits.

Valsalva et Albertini, vers 1728, sont les réels fondateurs d'une méthode thérapeutique, exposée ainsi par Morgagni :

« Après avoir tiré autant de sang qu'il fallait, Valsalva s'était accoutumé à diminuer chaque jour de plus en plus la nourriture et la boisson, au point de ne donner le matin qu'une demi-livre de bouillie, et le soir moitié moins, sans rien autre chose, si ce n'est de l'eau (et encore dans une certaine mesure), qu'il préparait avec ce qu'on appelle gelée de coings... Dès qu'il avait assez amaigri le malade par ce moyen, pour que celui-ci eût de la peine à soulever la main du lit où il était couché par son ordre dès le commencement, il augmentait insensiblement la nourriture chaque jour, jusqu'à ce que les forces nécessaires pour se lever lui fussent revenues. » Enfin, il était recommandé aux malades de faire souvent des immersions fréquentes dans l'eau très chaude, afin d'attirer le sang loin de la poitrine.

Ainsi, diète, saignées répétées, repos absolu, tels sont les trois moyens dont se compose la méthode de Valsalva, et l'autopsie fortuite d'un de ses premiers malades soumis rigoureusement à ce traitement démontra la guérison : « l'artère autrefois siège d'anévrysme était contractée jusqu'à son état naturel, mais comme calleuse à cet endroit. »

Quelques années plus tard, Stancario (de Bologne), qui avait eu le premier connaissance de ce fait, annonçait également la guérison d'un anévrysme interne. Bientôt cette méthode fut suivie par Lancisi, Morgagni et Guattani au siècle dernier, et au commencement de celui-ci par Pelletan, Sabatier, Hogdson, Corvisart, Laennec.

On trouve dans Hogdson trois cas de guérison. Pour l'un d'eux, le sac avait été fortifié par des couches épaisses et solides de coagulum, et Breschet dans ses notes, a soin de démontrer comme il suit l'importance de la diminution de la force de la circulation pour prévenir l'accroissement de l'anévrysme : Si deux sacs existent dans le trajet de la même artère, l'obstacle apporté au cours du sang par le sac supérieur, diminue la force de la circulation dans l'inférieur qui devient stationnaire ou dont la cavité s'oblitère par le coagulum.

Pour l'application rigoureuse de cette méthode sévère de traitement, un certain courage était nécessaire de la part du malade et surtout du médecin. Ce courage, au commencement de ce siècle (1810), Pelletan l'a eu. Il rapporte 14 observations, toutes en faveur de la méthode, parmi lesquelles deux guérisons radicales. Un homme de 62 ans, porteur d'un anévrysme de l'aorte saillant à l'extérieur, guérit en vingt-huit jours ; il fut examiné encore pendant deux ans, et il mourut plus tard d'une autre maladie. Chez un autre malade atteint d'un anévrysme très considérable de l'artère axillaire, après quarante-six jours de traitement (saignées répétées, repos, diète sévère composée de deux tasses de bouillon par jour et de limonade pour boisson ordinaire), il n'existait de pulsations ni dans la tumeur ni au poignet du bras affecté, et la malade paraissait avoir recouvré entièrement sa santé première[1].

Plus tard, Lisfranc rapporte encore un cas de guérison dans sa thèse inaugurale. Il en est de même de Hecker (1829) pour un anévrysme de la carotide, et en 1845, Luke (de London-Hospital) a guéri par l'emploi de cette méthode, un anévrysme du tronc brachio-céphalique, du volume d'une orange. Après quelques mois, la guérison était confirmée, lorsque le malade mourut deux ans après d'une autre affection. A l'autopsie, on trouva le sac rempli de caillots fibrineux durs, avec oblitération de la carotide. — A une époque plus rapprochée de nous (1867), Ciniselli rappelle l'observation d'un malade traité très heureusement par Solizzoli au moyen de cette méthode. — En 1878, Head et Tufnell ont encore publié un fait de guérison d'un anévrysme innominé par la méthode de Valsalva modifiée, ou méthode de Tufnell (repos absolu, diète très rigoureuse, réduction des boissons, pas de saignées).

Il existe ainsi une trentaine de faits semblables dans la science, et s'ils ne sont pas plus nombreux, c'est parce que cette méthode a été abandonnée, parce qu'elle n'a pas toujours été suivie dans toute sa rigueur, parce qu'elle n'a plus été regardée que comme un moyen palliatif, à peine applicable aux cas ultimes où il s'agit de prévenir la rupture immanente de la tumeur. Et cependant, cette méthode ne mérite pas l'abandon absolu dans lequel elle est tombée ; elle ne mérite pas les injustes attaques de Dupuytren qui l'accusait autrefois (1829) de débiliter à la fois l'organisme avec les parois du sac et de concourir ainsi à l'accroissement de la tumeur ; et si Grisolle a dit qu'il s'agissait d'un traitement barbare, on peut répondre qu'il est plus barbare encore de laisser mourir son malade en le livrant aux seuls efforts de la nature. En 1870, Lefort disait en forme de conclusion, que « les succès obtenus, quoique rares, autorisent à recourir à ce mode de traitement quand il s'agit d'anévrysmes inaccessibles aux moyens chirurgicaux ». Broca qui écrivait en 1856, son remarquable livre sur les anévrysmes, affirmait que « la méthode de Valsalva provoque des guérisons semblables aux guérisons naturelles ».

En effet, nous avons déjà vu celles-ci presque confirmées à l'autopsie

---

[1] Dans son Traité des maladies chirurgicales (1814), BOYER rappelle que SABATIER a obtenu la guérison d'un gros anévrysme « situé au-devant de l'extrémité humérale de la clavicule » au moyen du repos, d'un régime sévère, secondés par l'usage intérieur de pilules d'alun, et il ajoute que lui-même a vu en six mois un anévrysme poplité guérir par l'emploi des mêmes moyens et de l'application d'eau glacée. Il pense que la méthode de Valsalva doit être seulement tentée « dans les anévrysmes que leur volume et leur situation ne permettent pas d'opérer ». Deux ans auparavant (*Dict. des sc. méd.*, 1812), RICHERAND affirmait que la méthode débilitante ne peut être employée avec quelque espoir de succès que dans les anévrysmes commençants.

par le dépôt successif de couches dures et stratifiées de caillots fibrineux ou actifs, comme Hogdson en avait déjà fait la remarque. Malheureusement, ainsi que les expériences d'Andral et Gavarret le démontrent, chaque émission sanguine est suivie de la diminution, non seulement de la quantité absolue de la fibrine, mais encore de sa quantité relative dans le sang, et il est à craindre, dit Broca, que « la défibrination du sang neutralise et au delà les effets avantageux de la déplétion produite par les saignées ». Mais alors, comment concilier avec cette objection ce qu'il dit autre part, à savoir que dans *toutes* les autopsies consultées par lui, les guérisons provoquées au moyen de la méthode de Valsalva « sont dues à la formation graduelle de caillots actifs » ? Il semble, pour répondre à cette apparente contradiction, que la *quantité* de fibrine n'est pas seule en cause, et que sa *qualité* joue encore un rôle ; que d'autre part, le ralentissement sanguin produit par ce traitement exerce une influence importante sur la précipitation de la fibrine qui reste.

Ce qui a fait abandonner la méthode de Valsalva, ce sont quelques accidents mortels survenus à la suite de son emploi, et le premier en date est celui de Morgagni, relatif à un homme de 50 ans qui mourut à la troisième syncope. Ensuite, Hogdson aurait vu encore dans des circonstances semblables, des défaillances durer assez longtemps pour « exciter de vives alarmes ». C'est pour cette raison que cet auteur recommandait déjà de ne pratiquer que de petites saignées, fréquemment répétées, de ne faire qu'une petite ouverture à la veine pour diminuer la rapidité et l'abondance de la perte sanguine. Pelletan même, pour prévenir les syncopes, était arrivé à faire des « saignées baveuses » qu'il obtenait en ouvrant largement la veine, et en desserrant aussitôt la ligature du bras.

La pratique de Chomel (1832) suivi de Poster (de Dublin, 1839) est tout autre. Loin de craindre les syncopes, il les favorise dans le but de faciliter mieux par là, comme il le croyait, la coagulation du sang. Il tirait peu de sang de la veine et faisait tenir le malade debout pendant la saignée afin de produire plus facilement l'état lipothymique. Idée théorique assez malheureuse ; car la syncope ne peut que favoriser la production de caillots passifs, et ceux-ci ne tardent pas à être dissociés et entraînés dans le courant circulatoire.

On a peut-être eu tort d'abandonner complètement la méthode de Valsalva ; il ne s'agissait que de la modifier en l'atténuant. De petites saignées répétées à 250 ou 300 grammes au plus, jointes au repos, à la diète carnée, à la pratique de quelques injections sous-cutanées de gélatine, et encore à l'emploi de quelques médicaments vaso-dilatateurs (trinitrine, tétranitrol) ou de l'iodure de potassium, pourraient constituer une méthode complexe de traitement s'adressant à la fois au contenu et au contenant, au sang et à la paroi. Cette question sera mieux traitée plus tard à titre de conclusion thérapeutique.

Ce que nous savons de la saignée, de la prompte reconstitution (en quelques heures) du plasma sanguin, nous démontre qu'elle constitue le plus souvent une *médication d'urgence* applicable à quelques malades et non à une maladie en général ; et c'est parce qu'on n'a pas voulu le comprendre, parce qu'on a cherché à élever les émissions sanguines à la hauteur d'une médication curative d'états morbides divers, qu'elles sont tombées, bien à tort, dans un grand discrédit. Ainsi, dans le cours des anévrysmes de l'aorte, surtout dans ceux qui s'accompagnent d'aortite ou de péri-aortite avec néphrite interstitielle par suite de lésions généralisées à tout le système artériel, l'hypertension vasculaire constitue un grand danger qu'il faut combattre par des émissions sanguines répétées, par des purgatifs, par le repos et par l'emploi de médicaments vaso-dilatateurs. Dans ces cas encore, on peut voir survenir un œdème aigu du poumon dont l'immense péril est conjuré par une saignée très copieuse. De même, les émissions sanguines peuvent calmer les phénomènes douloureux et arrêter le développement progressif de la tumeur anévrysmale, elles peuvent prévenir et retarder l'imminence d'une rupture. Réhabilitation de la saignée, dira-t-on. Sans aucun doute, et la médecine — trop souvent un perpétuel recommencement — n'est pas sans connaître les nombreuses fluctuations des systèmes thérapeutiques qui naissent, meurent et renaissent !

RÉGIME ALIMENTAIRE

Au sujet de la méthode de Valsalva et des modifications qu'elle a subies, et pour démontrer d'autre part les nombreuses contradictions entre divers médecins, nous ferons deux citations.

« J'ai la conviction intime, — dit Hogdson, — que si cette pratique (celle de Valsalva) était *rigoureusement adoptée*, les anévrysmes internes ne seraient plus regardés comme devant être constamment funestes. »

Stokes est d'un avis absolument contraire : « Il est fort heureux, dit-il, que pour un grand nombre de malades traités par cette méthode, on ne l'applique souvent, que d'une manière incomplète. » Aussi, le clinicien de Dublin, suivi en cela par Graves, Beatty, Proudfoot et King, accorde aux malades une « diète généreuse » dans le but de fournir un sang plus facilement coagulable. Il faut, dit-il, aux malades une alimentation nourrissante à laquelle on doit même joindre l'usage du vin et des autres stimulants, et il ajoute qu'il lui est arrivé souvent de faire cesser la stridulation, la toux et la dysphagie, rien qu'en prescrivant une diète généreuse et tonique. Il raconte même l'histoire d'un anévrysmatique aggravé par un régime débilitant auquel il a suffi d'un repas copieux « composé d'une soupe à la tortue, de poisson, de viande rôtie, de gibier, d'une bouteille de madère et de deux verres de punch à l'eau-de-vie » pour faire cesser comme par enchantement l'intensité des douleurs, la perte de sommeil, la violence des battements anévrysmaux ! Pour avancer toutes ces choses, Stokes a dû être le jouet d'une forte illusion.

Enfin, il recommande surtout les émissions sanguines locales qui amèneraient, d'après lui, un grand soulagement, probablement en modérant un travail inflammatoire de la tumeur dont, avec Hasse, il admet la fréquence.

En 1875, Tuffnell [1] a recommandé un traitement composé : 1° du repos au lit ou dans la position horizontale dans le but de diminuer la fréquence du pouls et d'aider par conséquent à la coagulation du sang ; 2° d'une diète alimentaire avec restriction de boissons, dans le but de rendre le sang plus coagulable. Voici la diète à observer :

Déjeuner	Pain et beurre	60 grammes.
	Lait	60 —
Dîner	Viande	90 —
	Pain et pommes de terre	90 —
	Eau ou Bordeaux.	120 —
Souper.	Pain et beurre	60 —
	Thé	60 —

Cette méthode de traitement n'obéit en aucune façon aux indications thérapeutiques qu'elle se propose de remplir. Sans doute, la station horizontale diminue le nombre des pulsations, de 8 à 10. Or, peut-on croire, sous cette influence, à une réelle tendance à la coagulation du sang, lorsqu'il est démontré d'autre part que cette position a pour effet d'élever légèrement la tension artérielle ? Le repos est utile, sans aucun doute ; mais il n'est pas nécessaire de prescrire la position horizontale d'une façon continue.

D'autre part, la prescription du thé, même en petite quantité, est contre-indiquée, puisque d'après les observations déjà anciennes de Percival et de Stokes confirmées par les nôtres, cette boisson détermine souvent un état d'éréthisme cardiaque, se manifestant par de fréquentes palpitations. Puis, la viande doit être défendue pour des raisons que nous expliquerons plus loin. Enfin, la diète sèche est une thérapeutique

---

[1] *Successful treatment of internal aneurism*. London, 1875.

illusoire pour la raison suivante : Tant que la diurèse se maintient à peu près égale à l'abondance des boissons, il ne survient aucun accident ; mais, lorsqu'elle est de beaucoup inférieure à celles-ci, c'est alors que l'on peut craindre pour les anévrysmes les conséquences d'une sorte de pléthore vasculaire. En un mot, l'abondance des boissons est moins à considérer que leur action diurétique, et les malades atteints d'anévrysme se trouveront bien, au contraire, de se soumettre au régime lacté absolu (3 litres au moins par jour), ou au régime lacté mitigé.

D'après nous, ce qui importe, c'est moins la quantité que la *qualité* des boissons et des aliments. Ce qu'il faut craindre dans le cours des anévrysmes, c'est l'augmentation de la tension vasculaire, et pour cette raison, la concomitance d'une néphrite interstitielle (maladie à haute tension artérielle) est toujours une circonstance aggravante, prédisposant singulièrement les tumeurs anévrysmales à leur extension progressive et à leur rupture.

Or, nous avons démontré que les toxines alimentaires sont éminemment vaso-constrictives, d'où une action certaine sur la pression sanguine qu'elles augmentent rapidement. Par conséquent, il faut interdire, comme pour les cardiopathies artérielles : les bouillons et potages gras, jus de viande, viandes faisandées et peu cuites, poissons de mer, conserves alimentaires, fromages faits, mets épicés, gibier. Les anévrysmatiques doivent donc être soumis suivant les cas, soit au régime lacté exclusif (3 à 4 litres par jour), soit au régime lacté mitigé (2 litres de lait par exemple, tous les légumes, quelques œufs, fruits et surtout raisin, peu ou pas de viande). Le thé, le café, les liqueurs, les bières fortes, le tabac sont naturellement défendus.

Tel est le régime alimentaire fondé principalement sur la *diète carnée* qui n'est autre chose que la diète des toxines alimentaires, des poisons vaso-constricteurs. Ce régime a l'avantage de ne pas affaiblir les malades, de favoriser la diurèse, de diminuer la tension artérielle, de modérer l'action du cœur, et d'agir ainsi favorablement sur la paroi anévrysmale.

Traitement médicamenteux

1° *Iodure de potassium. Mercure.* — « L'iodure de potassium est pour les anévrysmes ce que la digitale est au cœur », a dit Duroziez, reproduisant ainsi une idée que j'ai autrefois exprimée en ces termes : L'iodure est la digitale des artères.

On ne saurait trop insister sur cette médication, parce que c'est la seule qui ait donné de bons résultats, des améliorations progressives, même des guérisons définitives. C'est Bouillaud qui le premier a eu l'honneur de la faire connaître en 1859, au sujet d'un homme atteint d'un anévrysme double de l'aorte ascendante et de la crosse, chez lequel on vit manifestement survenir, après des doses quotidiennes de 2 à 5 grammes d'iodure de potassium, une diminution très accusée de la tumeur extérieure. Cependant, il finit par succomber, et à l'autopsie on trouva dans le sac anévrysmal des caillots concentriques et lamelleux. Sur deux autres malades, la médication est restée sans résultat[1].

Nélaton[2], la même année que Bouillaud (1859), fut amené à employer avec succès l'iodure de potassium dans un cas d'anévrysme de l'artère innominée.

Plus tard, Chuckerbutty (de Calcutta, 1862), Robert et Windsor (de Manchester), puis Balfour (1868 et 1876), firent mention du traitement ioduré dans les divers anévrysmes. Puis d'autres auteurs, Dyce-Duckworth en 1873, Dreschfeld, Philipson, H Simpson en 1877, Byrom-Bramwell en 1878, Verneuil, Dujardin-Beaumetz, G. Sée et beaucoup de médecins en France publièrent des améliorations et des guérisons. J'ai observé, en 1870, un homme de 60 ans, non syphilitique, atteint d'un gros anévrysme de l'aorte, non encore saillant à l'extérieur, et chez lequel l'administration continue d'iodure à la dose quotidienne de 3 grammes, fit disparaître progressivement une paralysie de la corde vocale gauche, la dyspnée avec cornage, l'angine de poitrine avec presque tous les symptômes de percussion et d'auscultation. Depuis cette époque, la médication iodurée, sur 37 malades que j'ai pu suivre, a amené 15 fois des améliorations évidentes. Mais, celles-ci ne se montrent qu'après un traitement prolongé, et on doit regarder comme exceptionnel le fait de Philipson qui affirme avoir guéri en sept semaines un anévrysme de l'aorte par des doses d'iodure de potassium variant de 1 gr. 50 à 6 grammes par jour.

L'iodure de potassium doit être préféré à tous les autres iodures, et administré à des doses variant de 1 à 3 ou 6 grammes par jour. Les doses de 8, 10 et même 18 grammes indiqués par quelques observateurs, nous semblent à la fois excessives et inutiles[3]. Cherchewski (de Saint-Pétersbourg) associe souvent à l'iodure, le chloral à titre de vaso-dilatateur. Il

---

[1] BOUILLAUD (*Gaz. des hôp.*, 8 février 1859).

[2] *Clinique européenne*, 1859.

[3] Dans les artériopathies cérébrales syphilitiques (*Rev. de méd.*, 1894), CHARRIER et KLIPPEL montrant les avantages du traitement mixte, insistent sur l'utilité des hautes doses et d'une médication intensive (frictions mercurielles tous les jours avec 6 grammes d'onguent double, iodure de potassium aux doses progressives de 6 à 15 grammes par jour). A noter parmi leurs observations, celle d'un homme de 37 ans guéri ainsi d'une double endartérite oblitérante des artères sylviennes, fait analogue à celui de la guérison d'une double artérite temporale syphilitique observée autrefois par Leudet.

donne des doses de 0,15 à 0,20 centigrammes plusieurs fois par jour, et il pense que ce médicament seconde utilement l'action de l'iodure en maintenant les vaisseaux périphériques dans un relâchement relatif.

En présence des résultats obtenus, on s'est demandé naturellement quel était le mode d'action de l'iodure de potassium dans la cure des anévrysmes, et plusieurs explications ont été proposées.

L'*action antisyphilitique* a d'abord été invoquée en raison de la fréquence réelle des anévrysmes ayant une origine spécifique. Mais, on s'aperçut bientôt que la médication iodurée améliore ou guérit presque aussi bien les anévrysmes non syphilitiques, et dans les statistiques publiées par différents auteurs il faudrait encore retrancher les faits qu'ils ne connaissaient pas alors et relatifs à des plaques gommeuses préaortiques, simulant assez souvent des anévrysmes d'après Fournier et guérissant naturellement à la suite d'un traitement ioduré, après quelques semaines. D'autre part, les anévrysmes syphilitiques sont quelquefois très rebelles au traitement qui ne les modifie même en aucune façon : c'est lorsque, par suite de la destruction de presque toutes les tuniques artérielles, la tumeur anévrysmale très développée, devient parasyphilitique, et qu'elle est d'origine, mais non plus de *nature* syphilitique. Par conséquent, pour être vraiment efficace, le traitement doit être précoce, et lorsqu'il est tardif, la guérison est aussi impossible que dans ceux de ramollissement cérébral (parasyphilitique) par thrombose artérielle due à une artérite spécifique. Aussi, Boinet (de Marseille) a eu raison d'écrire qu'il faut chercher systématiquement chez les syphilitiques, l'aortite et le début des anévrysmes, et que c'est surtout à la période *préanévrysmatique* que l'action thérapeutique est presque certaine dans ces cas. L'aortite syphilitique est relativement fréquente, il ne faut pas l'oublier, elle se termine souvent par la formation de dilatation vasculaire, elle est en un mot très ectasiante. Mais, dans certains cas, même au début de la maladie, le traitement spécifique n'a aucune prise : c'est lorsque la tumeur anévrysmale s'est formée à la faveur d'une infection secondaire, et ainsi j'ai vu chez un homme atteint d'aortite syphilitique, se développer rapidement les symptômes d'un anévrysme de l'aorte après une pneumonie grippale. Dès lors, le traitement ioduré est devenu presque inefficace pour la raison suivante : s'il peut encore modifier favorablement l'aortite *restée* syphilitique, il ne peut plus rien contre la dilatation artérielle *devenue* infectieuse.

On a invoqué l'*action coagulante* des iodures sur le sang pour expliquer leur action anti-anévrysmale. Mais, deux cas peuvent se présenter à l'autopsie des anévrysmatiques soumis à la médication iodurée : ou la poche ne renferme pas ou peu de caillots, avec simple rétraction de ses parois, ce qui n'est pas en faveur de la théorie ; ou la poche est plus ou moins remplie de caillots actifs, lamelleux et stratifiés, ce qui ne peut pas non plus être invoqué à son actif, puisque c'est là un des modes de guérison naturelle ou spontanée des anévrysmes. Du reste, au nom de quelles expériences ou observations parle-t-on pour admettre l'action des iodures sur la coagulation sanguine ?

L'action sur la *circulation* elle-même et sur les *parois vasculaires*, donc sur celles du sac anévrysmal, nous semble incontestable, et c'est sans aucun doute par ce double mécanisme qu'agit la médication iodurée. D'une part, elle abaisse la tension artérielle, et même c'est pour renforcer cette action que je prescris en même temps des médicaments vaso-dilatateurs (trinitrine, tétranitrol) ; en calmant ainsi l'excitation cardio-vasculaire, elle agit à titre de sédatif du système circulatoire, et l'on peut remarquer que cette double action se fait surtout sentir dans tous les cas où la tension artérielle est exagérée par artérite généralisée et surtout par l'existence concomitante d'une néphrite interstitielle. Dans les cas où la dilatation artérielle constitue un accident *local* de la paroi vasculaire, sans autre lésion du système artériel, la tension sanguine générale peut rester à l'état normal ou même s'abaisser ; alors, l'action de l'iodure sur la tension est moins manifeste. D'autre part, on trouve, avons-nous dit, après la médication iodurée, en l'absence même de caillots dans la poche anévrysmale, celle-ci revenue sur elle-même et comme rétractée. Balfour a été jusqu'à dire que l'iodure pouvait amener l'hypertrophie de la tunique adventice. Quoi qu'il en soit, il résulte des expériences de Schleich confirmées ensuite par Heinz (1890) que la médication aboutit à une émigration plus abondante des leucocytes et à une augmentation d'activité de ceux-ci surtout dans les points où les troubles circulatoires sont à leur maximum. C'est là, comme nous l'avons déjà dit au sujet du traitement des aortites, ce qui expliquerait sans doute l'action de l'iodure sur les parois vasculaires plus ou moins altérées. Ainsi donc, l'iodure, médicament vasculaire, agit sur le contenant et sur le contenu : sur le contenant, par une action spéciale sur les parois des vaisseaux et de la poche anévrysmale ; sur le contenu, en abaissant la tension artérielle, en modérant le courant sanguin, et même en le ralentissant, ce qui parfois peut aboutir à la formation de caillots actifs dans l'intérieur du sac.

L'iodure de potassium, en déterminant à la longue la régression du sac anévrysmal, diminue ou fait disparaître tous les symptômes de compression : dysphagie, dyspnée, toux, douleurs. Mais encore une fois, le traitement doit être prolongé pendant plusieurs mois ou plusieurs années.

Lorsque les anévrysmes de l'aorte ont une origine nettement syphilitique, y a-t-il lieu de prescrire concurremment avec la médication iodurée, les *préparations mercurielles*, d'instituer en un mot un traitement mixte ? Quoique, dans la plupart des cas, ces anévrysmes appartiennent à la période tertiaire, je n'hésite pas à répondre par l'affirmative. Dans sa thèse inaugurale de 1884, Verdié a vu sous l'influence de ce traitement suivi pendant vingt jours (3 à 6 et jusqu'à 18 grammes par jour d'iodure ; frictions mercurielles avec 6 grammes de pommade) une poche anévrysmale saillante à l'extérieur et ayant détruit les côtes, revenir sur elle-même, et n'offrir plus qu'un diamètre transversal de 8 centimètres et demi au lieu de 11 centimètres, et un diamètre vertical de 6 centimètres au lieu de 7. Malhéureusement, il se fit une rupture par une bronche et le malade mourut. A l'autopsie, on trouva la poche à moitié remplie par des caillots fibrineux stratifiés.

Le traitement mercuriel doit être institué, surtout parce qu'il paraît démontré que les artériopathies syphilitiques peuvent se développer pendant la période secondaire, six ou sept mois après l'accident initial. Il nous suffira de citer quelques faits à l'appui : celui de Spillmann[1], relatif à un malade succombant à des hémorrhagies sous-arachnoïdiennes par rupture d'anévrysmes syphilitiques des artères cérébrales, six mois après le chancre ; ceux de Mauriac[2] et de Letulle[3] (mort au milieu d'accidents cérébraux et apoplectiformes par artérite oblitérante ou ulcéreuse, environ six mois après le chancre). Cependant, quoique j'aie vu se développer deux fois l'aortite syphilitique moins de deux ans après l'accident primitif, il importe de faire remarquer que la syphilis aortique est le plus souvent *tardive*, qu'elle appartient toujours au tertiairisme (quatre à vingt ans après le chancre), tandis que la syphilis des artères moyennes et surtout celle des artères cérébrales, est *précoce*, pouvant se montrer de bonne heure dans la période secondaire.

Aux frictions mercurielles, il faut préférer les injections sous-cutanées de bi-iodure de mercure suivant la formule de Panas[4].

Cette huile biiodurée est d'un dosage facile, puisqu'elle renferme quatre milligrammes de bi-iodure de mercure par centimètre cube, le contenu d'une seringue de Pravaz. Le bi-iodure s'absorbe plus rapidement que tous les autres sels de mercure, il expose moins aux accidents d'intoxication ou d'intolérance. De plus, les injections ne sont pas très douloureuses si on a soin de les faire très profondément ; elles ne déter-

---

[1] *Annales de syphiligraphie*, 1886.
[2] *Arch. de méd.*, 1889.
[3] *Presse méd.*, 1896.
[4] Huile d'olives stérilisée et lavée à l'alcool . . . . 100 grammes.
Biiodure d'hydrargyre. . . . . 0,40 centigrammes.

minent pas de réaction inflammatoire ni d'accidents locaux quand on les pratique avec l'asepsie la plus rigoureuse. Pour cela, après avoir stérilisé la seringue avec l'eau bouillante et flambé l'aiguille sur la lampe, on lave la peau avec un tampon d'ouate hydrophile trempé dans la liqueur de Van Swieten. On injecte lentement et profondément le contenu de la seringue dans les masses musculaires des régions fessière, crurale externe ou abdominale, ou plutôt dans les deux tiers externes de la fesse au-dessus du grand trochanter (la région la moins douloureuse), et on répète cette opération tous les jours pendant dix à vingt jours, pour recommencer un mois après.

En même temps, on prescrit une dose quotidienne d'iodure de 2 à 6 grammes, sans qu'il soit nécessaire le plus souvent d'aller au delà.

Tel est, dans ses grandes lignes, le traitement des anévrysmes et dilatations aortiques, de l'aortite subaiguë ou chronique des diverses artérites d'origine syphilitique. L'exemple si souvent cité et emprunté à Leudet[1], d'une artérite oblitérante des deux temporales, coïncidant avec quelques accidents cérébraux, guérie complètement par un traitement ioduré et par le sirop de Gibert, prouve encore en faveur d'une médication longtemps continuée.

2° *Agents médicamenteux divers.* — D'autres médicaments que les iodures et le mercure ont autrefois été recommandés dans le traitement des anévrysmes de l'aorte. Nous allons les passer rapidement en revue, car leur efficacité est plus que douteuse.

Ayant remarqué à l'autopsie des individus morts de saturnisme, une grande pâleur des tissus avec une diminution dans la quantité de sang dans tous les vaisseaux, Laennec avait été amené à employer l'*acétate de plomb* dans les hypertrophies et dilatations du cœur et dans les anévrysmes de l'aorte. Il fut suivi dans cette pratique par Dupuytren, par Bertin, puis par Dusol et Legroux qui auraient vu trois fois une tumeur anévrysmale diminuer notablement par ce traitement. La dose moyenne de 0,15 à 0,25 centigrammes par jour pouvait être portée à 0,80 centigrammes et même un gramme. Or, cette médication a été abandonnée avec juste raison : d'abord parce qu'elle provoque souvent des accidents gastro-intestinaux (nausées, vomissements, coliques, diarrhée[2]) ; ensuite parce que jamais on n'a pu citer d'améliorations réelles à la suite de son emploi, et Laennec lui-même disait que l'acétate de plomb lui avait paru utile, « mais jamais héroïque » ; enfin, parce que ce médicament a une

---

[1] Curabilité de l'artérite syphilitique (*Congrès de Blois*. 1884). Contribution à la séméiologie du rétrécissement des artères du membre supérieur (*Rev. de clin. et thérap.*, 1887).

[2] HOPE disait que l'on pouvait éviter ces accidents par une ou deux doses de ricin, par des boissons mucilagineuses et des aliments farineux.

tendance à augmenter la tension artérielle, ce qui contribue encore à l'expansion de la tumeur et à sa rupture. C'est un médicament plus nuisible qu'utile, disait Lebert ; c'est « une invention théorique », ajoutait Niemeyer, et cette médication a été justement mise de côté.

L'*ergot de seigle* et l'*ergotine* ont été aussi des «inventions théoriques», et malgré l'affirmation de Langenbeck (1869) qui assure avoir fait disparaître un anévrysme radial de la grosseur d'une aveline par une seule injection d'extrait aqueux d'ergot de seigle à 0,15 centigrammes autour de la tumeur, de Wolf (1873), de Waldenburg et de Schlesinger (1879), ce dernier recommandant l'injection de 8 à 10 centigrammes d'ergotine à la base de la tumeur tous les deux jours, malgré l'amélioration très grande obtenue (1884) par Angelini Arnoldo au moyen d'injections d'ergotine pratiquées autour d'une grosse tumeur anévrysmale du tronc brachio-céphalique, de l'aorte, de la carotide et de la sous-clavière, ce médicament a très rarement produit d'heureux résultats. J'ajoute que son influence hémostatique étant due, non à une action directement coagulante sur le sang, mais surtout à une action vaso-constrictive, l'ergot de seigle est le plus souvent contre-indiqué parce qu'il peut contribuer à augmenter la tension artérielle.

Un malade atteint d'anévrysme de l'aorte et du tronc cœliaque, est soumis pendant de longs mois à une médication par l'*aconit*. Sous l'influence des propriétés sédatives que le médicament exerce sur tout le système circulatoire, dit Th. Wrigley Grimshawe (1875), la tumeur s'affaisse, elle devient dure et ferme. Encore une illusion thérapeutique.

Autrefois Hope employait une médication très complexe. Il recommandait : les *saignées modérées* à longs intervalles (180 à 220 grammes toutes les trois ou six semaines) ; les *diurétiques* (nitrate et et acétate de potasse, 4 à 10 grammes) pour désemplir, disait-il, le système circulatoire sans diminuer la fibrine du sang ; la *digitale* en vue de modérer le cœur et de favoriser la formation des caillots ; enfin, de pilules d'*élatérium* composées [1]. — Ce dernier médicament n'a de valeur qu'à titre d'agent purgatif. Les diurétiques n'ont jamais eu aucune action sur les anévrysmes. Quant à la digitale, que peut-elle faire sur une paroi vasculaire en partie disparue ? D'autre part, prise sans mesure, elle peut déterminer l'aggravation de la maladie, et Boinet (de Marseille) a vu augmenter d'une façon considérable une tumeur anévrysmale chez un homme soumis depuis longtemps par son médecin à la médication digitalique. Comme la

---

[1]

Elatérium	0,03 centigrammes.
Poudre de capsicum annuum	0,40 —
Calomel.	0,20 —

(Pour 4 pilules dont on prenait une par jour.)

saignée, la digitale est le médicament d'un symptôme, d'une complication et non d'une maladie. Lorsqu'il y a de l'éréthisme cardiaque, lorsque les phénomènes hyposystoliques ou asystoliques surviennent (ce qui est rare), on peut y avoir recours, et Hogdson rapporte judicieusement qu'il avait vu ce médicament agir avec « un bienfait marqué », surtout lorsque la maladie était compliquée d'hydropisie.

Il nous semble suffisant de mentionner : l'*alun* (1 à 2 grammes), le tannin (0,10 à 0,30 cent.) l'*acide gallique*, le *perchlorure de fer* à l'intérieur ; les révulsifs et les *vésicatoires* sur la tumeur anévrysmale dans le but de favoriser la formation de caillots dans son intérieur ; les injections intra-anévrysmales de *tanin* ou de *perchlorure de fer*. Les premiers moyens sont inutiles ; les seconds, illusoires ; les troisièmes, fort dangereux et capables de déterminer des hémorrhagies graves au niveau de la piqûre, de favoriser les ruptures, ou encore des embolies mortelles.

On a recommandé l'emploi du *furfurol* qui, d'après les expériences de Lépine, contribuerait à augmenter la plasticité du sang. Il s'emploie à la dose de 2 à 3 grammes en potion, ce qui constitue un breuvage très désagréable et difficile à prendre, ou en lavements à la dose de 5 à 10 grammes. Mais, jusqu'ici, les résultats sont nuls. Le *chlorure de calcium* (aux doses de 2 à 4 grammes) employé à titre de coagulant du sang, a plutôt été employé en vertu d'idées théoriques. En tout cas, il serait préférable au furfurol dont la toxicité est dangereuse. — Quelques auteurs ont encore signalé le *veratrum viride*, la *trinitrine*, le *tétranitrate d'érythrol* dans le but de diminuer la pression sanguine : moyens infidèles dans le traitement des anévrysmes, lorsqu'ils sont employés sans le concours d'une autre médication.

INJECTIONS SOUS-CUTANÉES DE GÉLATINE

En 1896, les expériences de Dastre et Floresco[1] ont démontré « l'action remarquable que les injections de gélatine exercent sur la coagulation du sang. La gélatine introduite dans les vaisseaux amène une coagulation presque instantanée du sang de la saignée. Elle s'offre donc comme un agent énergique de coagulation. »

Telle est la découverte qui a dernièrement donné naissance au traitement des anévrysmes de l'aorte par les injections *sous-cutanées* de solution gélatineuse. Il ne fallait pas songer à l'injection intra-veineuse qui aurait présenté de grand dangers chez l'homme, et c'est pourquoi la

---

[1] *Arch. de physiologie*, 1896.

voie sous-dermique a été adoptée. Il résulte de la relation de six observations de Lancereaux et Paulesco[1], que cette méthode de traitement peut aboutir à la formation assez rapide (après une quinzaine d'injections faites dans l'espace de deux ou trois mois) de caillots fibrineux stratifiés et à la guérison définitive des anévrysmes.

J'ai déjà observé un cas terminé par la disparition de la tumeur anévrysmale à la suite de quinze injections environ pratiquées en un mois et demi ; et avec mon interne, M. Deguy, j'ai eu l'idée, chez un phtisique atteint d'hémoptysies graves et incoercibles dues vraisemblablement à de petits anévrysmes de l'artère pulmonaire, d'employer ce même traitement. Les hémoptysies se sont arrêtées assez rapidement sous l'influence de cette médication, alors qu'elles avaient résisté à tous les moyens employés[2].

La formule est une solution stérilisée de gélatine à 1 p. 100 dans une solution de Na Cl à 1 p. 1000, maintenue à 37 degrés. On injecte chaque fois de 50 à 100 et même 150 grammes de cette solution. Ces injections un peu douloureuses, se font profondément dans l'hypoderme, à la région fessière par exemple ; elles sont parfois suivies de l'apparition d'une rougeur locale et d'un léger mouvement fébrile transitoire (38° à 38°,5). Dès le jour ou le lendemain des injections, on constate un durcissement avec rétraction de la tumeur et diminution de ses battements. Si, après quelques jours, les parois de la tumeur reprennent un peu de mollesse et si les battements paraissent revenir à leur état primitif, on refait une autre injection, et ainsi de suite jusqu'à la guérison. Mais les injections doivent être espacées en général d'au moins dix jours, sous peine de dépasser le but, et de produire des accidents (embolies, thrombose d'une artère collatérale et voisine, obstruction de la carotide, etc.). Il faut donc agir avec prudence et modération, quelques accidents ayant déjà été signalés.

— Chez un homme de 38 ans, ni paludique, ni tuberculeux, ni syphilitique, atteint en mai 1897, d'un anévrysme de l'aorte ascendante, Boinet (de Marseille) a vu évoluer rapidement une tuberculose à la suite de l'obstruction fibrineuse presque complète de l'artère pulmonaire.

— Une femme de 49 ans, observée par Barth, atteinte d'un anévrysme de l'aorte ascendante est soumise trois fois par semaine à ce nouveau traitement. Après douze injections, on en pratique trois autres avec du sérum gélatiné à 1,5 p. 100, puis on fait une 16e injection de 30 centimètres cubes seulement de sérum gélatiné à 2 p. 100. Celle-ci est très douloureuse, elle est suivie d'une température de 40° pendant vingt-quatre heures, puis on voit se former

<hr>

[1] *Académie de médecine*, 22 juin 1897 et 11 octobre 1898.

[2] *Acad. de méd.*, 11 octobre 1898. — *Journal des Praticiens*, 1897.

un abcès à l'un des derniers points de la piqûre. Quatre jours après, on constate que la tumeur est devenue ferme, dure, tendue, sans battements. Pendant la nuit, la malade est prise brusquement de suffocation avec angoisse, menace de syncope; puis le lendemain matin, le pouls est faible, fréquent au point d'être incomptable; il y a de la contracture des muscles du cou, une vive douleur à la nuque, et à 2 heures de l'après-midi, elle succombe aux progrès du collapsus. A l'*autopsie*, on trouve une tumeur anévrysmale grosse comme une tête de fœtus remplie de caillots stratifiés dont l'épaisseur atteint en certains points quatre centimètres, et une cavité secondaire entièrement comblée par une masse de caillots récents, grisâtres et friables, sans adhérence à la paroi. Le tronc trachio-céphalique et ses branches, la carotide gauche sont complètement oblitérés à leur origine par des caillots qui se prolongent à cinq ou six centimètres dans leur cavité. L'encéphale ne révèle aucune lésion sauf la pie-mère qui est le siège d'un œdème considérable. [1]

Cette observation sert à la fois à confirmer la grande puissance coagulante du sérum gélatiné et à mettre en garde contre certains dangers des injections gélatineuses quand elles sont trop concentrées (2 p. 100) ou quand elles sont trop rapprochées (3 fois par semaine). Il y a un réel danger à provoquer une coagulation en masse au niveau de l'origine de gros vaisseaux artériels et à produire une ischémie rapide de l'encéphale. En n'injectant que 50 à 100 grammes d'une solution à 1 p. 100 de gélatine, en ne répétant les injections qu'à de longs intervalles de dix ou quinze jours, en soumettant les malades au repos complet, on peut faire avec succès usage d'une médication d'autant plus rationnelle qu'elle paraît « aider la nature dans ses méthodes curatives ». Malheureusement, elle n'agit que sur le contenu du sac, et non sur la paroi elle-même, elle ne paraît que produire la formation de caillots dits passifs, « friables, sans aucune adhérence à la paroi » (obs. de Barth), et quoiqu'il soit démontré que les solutions de gélatine sont réellement et lentement résorbées, qu'elles paraissent augmenter dans une certaine mesure

---

[1] Boinet rapporte (*Archives provinciales de médecine*, avril 1899) une nouvelle observation de Fallot et Pagliano : Homme de 42 ans, syphilitique, atteint d'un anévrysme de l'aorte ascendante faisant saillie au bord gauche du sternum. Du 19 novembre 1898 au 19 janvier 1899, huit injections gélatineuses ont été pratiquées (les deux premières à 45 grammes, les deux suivantes à 60 grammes et les quatre dernières à 80 grammes de la solution.) La huitième et dernière injection a été suivie d'un peu d'arythmie et d'une élévation assez considérable de la température (39°,3). Les palpitations et la dyspnée se sont calmées ainsi que les sensations douloureuses; la marche et la montée des escaliers sont devenues moins pénibles, la tumeur s'est un peu affaissée. « Cependant, l'impression des deux chefs de service, MM. Pagliano et Fallot qui ont suivi ce malade pendant plusieurs mois, est que ce traitement n'a eu qu'une action très peu marquée sur les signes physiques. » — En Angleterre, Futcher a déjà pratiqué sur quatre malades, ces injections gélatineuses, et il n'a obtenu qu'une seule fois une réelle amélioration. (*The medic. and surg. Review of Review's*, avril 1899).

la coagulabilité du sang, ces injections doivent encore faire leurs preuves. Sur l'un de nos malades, la médication avait paru avoir une action favorable, quand nous avons vu après plusieurs mois, une autre tumeur anévrysmale se former à côté de l'ancienne. Dans une de ses observations, Lancereaux constate qu'à deux reprises différentes, de nouvelles poches anévrysmales se sont produites à côté ou au-dessous de la première. Sans doute, après chaque injection, les diverses tumeurs sont devenues plus fermes et moins saillantes en même temps que disparaissaient les douleurs ; mais Boinet se demande si ces cas méritent réellement le mot de « guérison ».

Il n'est donc pas encore démontré que l'on puisse obtenir, par ce moyen, des guérisons définitives.

RÉFRIGÉRANTS

Cette méthode fort ancienne se perd dans les ténèbres du moyen âge, dit Broca. En effet, dès 1295, un praticien, Lanfranc aurait publié l'histoire d'un anévrysme guéri par des applications locales de neige. Vers le milieu du xviie siècle, Bartholin et Matani vantèrent cette méthode, et un siècle après, Donald Monro rappela que les médecins portugais traitaient les anévrysmes depuis longtemps avec succès par des applications de glace. En 1790, Guérin (de Bordeaux) érigeant cette pratique en méthode qui porta longtemps son nom, se contenta d'appliquer sur les tumeurs anévrysmales des compresses d'eau froide, imbibées d'eau vinaigrée et renouvelées toutes les sept minutes ; une seule fois, il fit usage de la glace. Il résulte de ses observations, que la coagulation sanguine a été obtenue plutôt par l'inflammation intérieure du sac que par sa réfrigération. Plus tard, les chirurgiens (Brüchner, Larrey, Sabatier, Velpeau) employèrent cette méthode réfrigérante avec des succès divers, puis les médecins (Rodolosse, Reynaud et Labissal, etc.). Ces deux derniers auteurs auraient obtenu une guérison d'un énorme anévrysme inguinal par des applications répétées de glace pendant plusieurs mois. Velpeau se servait d'un mélange réfrigérant qui pouvait bien produire momentanément la coagulation sanguine, mais la tumeur ne tendait pas à reprendre son volume et ses caractères habituels[1].

C'est ainsi que les choses se passent d'ordinaire ; on peut bien observer

---

[1] DONALD MONRO. Obs. on aneurisms (*Edimburgh essays and obs. phys., and litterary*, 15 août 1760). — GUÉRIN (*Soc. de santé de Bordeaux*, thermidor an IV). — BRUCHNER, Iéna, 1797. — RODOLOSSE (*Thèse de Paris*, 1810). — SABATIER (*Bull. de la faculté de méd.*, 1812). — LARREY (*Mém. de chir. mil.*, 1829). — REYNAUD et LABISSAL (*Gaz. méd. de Paris*, 1837). — VELPEAU (*Acad. de méd. de Paris*, 1853).

pendant quelques jours une apparente amélioration, une diminution et un certain durcissement de la tumeur, mais bientôt celle-ci recommence à battre comme auparavant et à progresser, parce que la réfrigération ne peut produire que des caillots passifs dans l'intérieur du sac, et non des caillots actifs, seuls agents de la guérison. On a même annoncé, comme pour le cas de Pelletan (1810). des succès, alors que la mort est survenue par suppuration du sac ou encore par embolie. La réfrigération prolongée, dit Broca, est une arme à double tranchant, et si quelquefois elle peut avoir la propriété de combattre l'inflammation, elle peut aussi la provoquer jusqu'à la gangrène ; elle peut déterminer de vives et insupportables douleurs, comme Hogdson et Breschet l'ont remarqué ; elle expose à la production de bronchites avec toux incessante, capables de déterminer l'augmentation de la tumeur ; elle a peu d'action sur la rétraction ou la contraction du sac anévrysmal, et ne peut agir momentanément que sur le bout supérieur du vaisseau doué réellement d'élasticité et de contractilité ; enfin, loin de favoriser la coagulation sanguine, le froid la retarde au contraire, et s'il faut en croire Vizioli et Butera (1882), l'application de la glace sur une tumeur anévrysmale est suivie de l'augmentation de la tension artérielle.

Ce n'est pas à dire pour cela que la réfrigération soit une méthode à complètement abandonner ; mais il faut savoir, comme pour la saignée du reste, qu'elle s'adresse à un symptôme et non à la maladie elle-même, que dans tous les cas d'éréthisme cardiaque, de palpitations plus ou moins violentes, l'application d'une vessie de glace sur le cœur et sur la tumeur est d'une grande utilité. Encore faut-il prendre quelques précautions, n'employer qu'une légère quantité de petits fragments de glace pour ne pas trop peser sur la tumeur, et avoir soin d'interposer de l'ouate entre cette vessie et la peau.

COMPRESSION

Dans les anévrysmes de la crosse de l'aorte en imminence de rupture, on pourrait songer à pratiquer même avec la plus grande douceur, la compression de la tumeur qui rend parfois de réels services dans le traitement des anévrysmes des membres. La lame de plomb de Pelletan recouverte d'un morceau de flanelle, et la cuirasse en fer-blanc de Niemeyer ne sont pas à recommander ; il en est de même de l'application de collodion plusieurs fois employée par Broca et dont la faible force rétractile est illusoire lorsqu'il s'agit de lutter contre l'énorme force d'expansion de la tumeur. Alors, on en serait réduit à pratiquer sur elle une compression douce et lente, ce qui serait insuffisant ; cela même pourrait devenir dangereux, et il faut toujours avoir présent à l'esprit l'accident arrivé à Tillaux qui, exerçant une très douce pression sur un anévrysme aortique pour montrer à ses élèves les limites de la destruction du sternum, vit tout à coup survenir des accidents graves par embolie : parésie du bras gauche, puis du bras droit, aphasie. On ne peut rien espérer, on peut tout craindre de la méthode compressive appliquée aux anévrysmes de l'aorte thoracique, comme on doit la redouter encore pour tous les anévrysmes rapprochés du cœur. Ainsi, Esmarck a vu autrefois succomber un malade à la suite de la malaxation d'un anévrysme carotidien (oblitération de l'artère par un caillot, ramollissement cérébral), et Fritz a publié (1857) quelques faits semblables. « Tous les efforts qu'on voudrait mettre en usage pour arrêter les progrès des anévrysmes du thorax ou de l'abdomen au moyen d'une pression externe, sont nuisibles et ne sauraient qu'aggraver l'intensité des symptômes. La pression peut quelquefois empêcher la saillie de la tumeur au dehors ; mais dans ces cas, on ne fera que favoriser son développement interne et ses effets destructeurs sur les parties environnantes. » Hogdson, qui s'exprime ainsi, rapporte le fait ancien dû à Lancisi, relatif à un anévrysme de l'aorte qui s'ouvrit dans les poumons à la suite d'une pression extérieure. Donc, la compression directe du sac suivant l'ancienne méthode de Guattani, expose à de graves accidents, aussi bien pour les anévrysmes de l'aorte ascendante que pour ceux de l'aorte abdominale.

Cependant, pour ces derniers, la compression de l'aorte abdominale au-dessus du sac, a été suivie de quelques succès qu'il serait injuste de passer sous silence. Naguère, Richet disait que « cette méthode occupe le premier rang, plus par son innocuité que par son efficacité ». Dans cette simple phrase, il y a plusieurs erreurs : la méthode ne mérite pas cet excès d'honneur d'occuper la première place, et nous allons voir qu'elle peut être parfois efficace, tout en étant également nuisible.

Tout d'abord, un point d'histoire, puisque cette méthode est attribuée couramment à des médecins étrangers. C'est un chirurgien français, Desault (1784) qui, dans un cas d'anévrysme spontané de l'artère axillaire, eut l'idée de pratiquer la compression de la sous-clavière au-dessus de la clavicule [1]. Il fut bientôt suivi dans cette pratique par Sabatier (1796) [2].

---

[1] La compression était pratiquée au moyen d'un petit bâtonnet fixé par son extrémité supérieure contre une planche placée horizontalement au-dessus du chevet du lit, et appuyant par son extrémité inférieure sur la face supérieure de la première côte derrière la clavicule. Ce malade, effrayé de l'appareil, quitta bientôt l'hôpital pour y rentrer ensuite et mourir d'une hémorrhagie foudroyante à la suite de l'incision du sac pris pour un abcès par Ferrand, chirurgien en chef de l'hôpital. (René Cailliot. Essai sur l'anévrysme. *Thèse de Paris*, an VII.)

[2] Comme le démontre Broca, textes en mains, Desault fut encore le réel précurseur de John

En raison des douleurs intolérables provoquées par la compression de l'aorte abdominale et en vue de mettre les muscles abdominaux dans l'état de relâchement, on anesthésie le malade au chloroforme, et on applique le compresseur à une distance égale de l'appendice xiphoïde et de l'ombilic. On augmente la compression progressivement jusqu'à la disparition des battements de la tumeur et des artères fémorales. Quelques opérateurs ont prolongé la compression pendant huit à dix heures, ce qui est une mauvaise méthode exposant à des dangers, par suite de la compression des vaisseaux et des nerfs émanant du plexus solaire (vomissements incoercibles, hématémèses, selles diarrhéiques, urines sanguinolentes et albumineuses, stase sanguine intra-abdominale, gangrène de l'intestin, parésie des membres inférieurs, péritonite). Il est préférable de répéter les séances à quelques jours de distance pendant une durée d'une à deux heures au plus. La guérison a même pu être obtenue après une seule séance de 45 minutes.

Etudiant les effets de la compression de l'aorte dans le traitement des anévrysmes intra-abdominaux, P. Woirhaye[1] signale sur neuf cas, six succès obtenus, par Fauléon (1836), J. Hilton (1869), Bryant (1872), Greenhowe, Murray, Wheelhouse (1873-1875). Il y a aussi la série des revers. On traite un anévrysme du tronc cœliaque au moyen de la compression par le tourniquet abdominal de Lister. La compression est maintenue douze heures, puis supprimée douze heures et réappliquée pendant quatre heures : mort par péritonite[2]. Un anévrysme abdominal traité par compression se termine par la mort due à une embolie[3]. Cette méthode doit être employée avec la plus grande circonspection ; le siège de l'anévrysme vers le tronc cœliaque est déjà une contre-indication en raison des plexus nerveux qui l'entourent, et leur compression seule peut amener une péritonite. D'autre part, la compression sur une aorte athéromateuse expose encore à sa rupture.

ACUPUNCTURE. — FILIPUNCTURE

I. — En 1826, Velpeau[4] laissant séjourner quelque temps une aiguille à acupuncture dans l'artère d'un animal, avait remarqué la formation d'un

---

Hunter pour la ligature de l'artère au-dessus et un peu loin du sac, ce qui n'a pas empêché quelques médecins d'appeler cette méthode par la désignation de ce dernier nom.

[1] *Thèse de Paris*, 1876.

[2] BRYANT. *The Lancet*, 1872.

[3] BLOXAM et J. PAGET. *The Lancet*, 1872.

[4] *Acad. des sciences*, Paris, 1830. — Dès 1786, Philips avait osé traverser un anévrysme par un séton laissé en place pendant une demi-heure ! On ne dit pas, mais on le prévoit, le résultat de cette opération.

caillot autour du corps étranger et l'oblitération consécutive du vaisseau. Il en conclut que ce moyen devait être tenté dans la cure des anévrysmes. Les essais ne furent pas heureux et la méthode tomba rapidement dans l'oubli. Broca en montra toutes les inconséquences et les dangers : autour des aiguilles, insuffisance des dépôts fibrineux qui, n'adhérant jamais aux parois de la poche, peuvent rester mobiles et flottants dans la cavité, d'où menace continuelle d'embolies ; irritation des parois, laquelle peut aller jusqu'à l'inflammation et même jusqu'à la suppuration, comme quelques expériences de Gonzales de Torre l'ont autrefois démontré[1]. « En un mot, les chances de l'inflammation s'accroissent en même temps que celles de la coagulation fibrineuse ; et quoique l'inflammation soit capable d'amener la guérison des anévrysmes, elle est capable aussi de déterminer des accidents redoutables. »

C'est sur une inflammation de ce genre qu'on s'est ensuite appuyé pour ressusciter cette méthode et pour en faire une « digue contre la rupture extérieure ». On plante dans la tumeur un certain nombre d'aiguilles japonaises, aussi fines qu'un cheveu, à la distance de 1 centimètre l'une de l'autre, on les laisse en place pendant un quart d'heure, et un médecin anglais, Healt (1880) les a abandonnées ainsi pendant quatre jours. Le malade alla mieux, puis il mourut (il eût été préférable qu'il allât moins bien et qu'il ne mourût point). La méthode est jugée et condamnée.

Il en est de même du procédé de Mac Ewen[2] consistant à introduire une longue aiguille dans la tumeur anévrysmale, à la laisser vingt-quatre heures et même plus en place et à opérer de temps en temps de légers grattages avec cette aiguille sur la surface interne du sac, de façon à produire ainsi une irritation inflammatoire aidant à la formation de caillots. Malgré les faits favorables publiés par Ciniselli en 1891 (33 succès et 7 morts), celui de John A. Wyeth (guérison maintenue encore au bout d'un an, grâce à l'administration de l'iodure pendant trois mois), cette méthode est incertaine, aveugle et dangereuse.

Voici encore, imaginée autrefois par Herne en 1796, une autre méthode, la *calori-puncture*, consistant à enfoncer jusqu'au centre de la tumeur des aiguilles chauffées à leur extrémité libre. Résultats : inflammation du sac, production possible d'eschares.

Après Velpeau, en 1849, Laugier[3] avait vu une aiguille fixée dans le ventricule gauche devenir le point de départ d'un caillot très ferme, d'où embolie iliaque et gangrène de la jambe.

[1] *Thèse de Paris*, 1831.
[2] *Med. Rec. New-York*, 1890.
[3] *Soc. anatomique*, 1849.

II. — Beaucoup plus tard, en 1864, Moore[1] s'inspire de ces faits pour fonder une méthode qui porte son nom et qui consiste à abandonner dans la tumeur un corps étranger (fil fin métallique) destiné à favoriser autour de lui la formation de caillots. On nous permettra de ne rien dire sur le procédé opératoire, puisque cette méthode est une des plus désastreuses qui aient été tentées. Verneuil qui l'a sévèrement jugée à l'aide de chiffres et d'arguments irréfutables[2], lui a donné le nom de *filipuncture*. La première opération fut pratiquée dans le service de Murchison sur un jeune homme de 27 ans, atteint d'un gros anévrysme de l'aorte menacé de rupture. Une très fine canule pointue fut introduite dans la tumeur et on la fit traverser par un fil long de 24 mètres. L'opération qui dura une heure, fut suivie d'une perte de sang évaluée à peine à une demi-once, et ses résultats immédiats furent d'abord favorables, puisqu'on put constater une diminution notable dans le volume du sac avec cessation presque absolue de ses battements. Mais, le lendemain, le malade est pris d'un frisson qui dure trois quarts d'heure, les pulsations montent de 92 à 144, le cœur devient tumultueux, toutes les artères du corps battent avec force, la tumeur anévrysmale augmente de volume, et à son niveau la coloration violacée de la peau devient plus foncée, l'agitation est vive, la peau est sèche et chaude, les respirations à 40. On pratique coup sur coup deux saignées qui amènent à peine une légère amélioration. Le surlendemain, nouvelle attaque de frissons, vive douleur dans la tumeur qui est « tendue et molle », battements du cœur tumultueux, pouls à 152. Enfin, après une aggravation de tous ces symptômes, la mort arrive, quatre jours et dix heures après l'opération. A l'autopsie, on trouve bien des caillots fibrineux dans la poche, mais on découvre dans le péricarde un « liquide louche » (péricardite), un nombre considérable d'abcès dans les reins. Cependant, Moore avait bien étudié sa méthode ; il avait dit qu'elle convenait seulement aux anévrysmes devenus superficiels, sacciformes et à ouverture unique, qu'elle était contre-indiquée pour les anévrysmes fusiformes dans lesquels le détachement des caillots pouvait devenir la source d'embolies, et le fil s'engager dans la lumière artérielle.

Après sept années, en 1871, un Anglais, Domville, rompit le silence, il eut l'idée d'associer, suivant le conseil de Moore, la filipuncture et

---

[1] Moore (*Méd. chir. Trans.*, 1864). Après cet auteur, d'autres tentatives du même genre ont été faites par Lévis (*Philadelphia méd.*, *Times*, 1873 et 1877) avec des crins de cheval pour des anévrysmes de la sous-clavière et de l'ilio-fémorale ; par Rubio (de Madrid). *El siglo medico*, 1874) pour un anévrysme de l'aorte ; par Liston (de Madras, 1874) pour un anévrysme brachio-céphalique ; par Bryant (Londres, 1877) pour un anévrysme poplité. Toujours des insuccès.

[2] *Acad. de méd.*, 1888.

l'acupuncture (*fili-acupuncture*), c'est-à-dire de faire passer, encore sans succès, (hémorrhagie mortelle après deux semaines) des aiguilles dans le sac après y avoir abandonné des corps étrangers. Puis, Murray en 1872, commence par l'acupuncture pour finir par la filipuncture. Cela pouvait s'appeler, dit Verneuil, l'*acu-filipuncture*.

Enfin, Baccelli vint, qui inventa avec Montenovesi, en 1877, pour donner une plus grande surface à la coagulation, les ressorts de montre laissés dans le sac anévrysmal. Résultat sur trois cas : trois revers.

— Sur un premier malade âgé de 43 ans, porteur au voisinage de l'articulation claviculaire droite, d'une tumeur anévrysmale, Baccelli y plonge à une profondeur de 4 centimètres un fin trocart du diamètre d'un millimètre et demi. Après avoir retiré la pointe de la canule, il s'écoule seulement trois à quatre gouttes de sang artériel. On introduit alors par la canule un ressort de montre d'horlogerie de 35 centimètres, que l'on fait pénétrer en entier dans la tumeur en le refoulant dans cette canule à l'aide d'une petite tige. A la fin de l'opération qui dura vingt-cinq minutes, l'autre extrémité du ressort débordant la piqûre de la peau, on recouvrit celle-ci de deux bandelettes trempées dans le collodion, puis on plaça sur la tumeur des vessies de glace pour « prévenir toute réaction ». Après deux jours, les pulsations sont moindres, la toux avait diminué, et après une semaine la cicatrisation de la peau était accomplie; « les bruits du cœur se convertissent en souffles ». Mais, treize jours environ après l'opération, à la suite de l'enlèvement définitif des bandelettes collodionnées, l'extrémité du ressort refoulé par le moyen contentif faisait saillie à peu de distance sous la peau, d'où inflammation érysipélateuse; on fit une incision et on voulut couper le bout du ressort, ce qui fut impossible. On essaie encore de le refouler en dedans, on panse la blessure et on applique de nouveau des vessies de glace. Quelques jours plus tard, le ressort, toujours récalcitrant, a fait de nouveau son apparition à travers les bords de la blessure. Enfin, à l'aide d'un appareil spécial, le Dʳ Montenovesi parvient à trancher 4 centimètres du ressort et à en enlever un autre morceau simplement avec les doigts. Un mois après l'opération, la mort arrive avec œdème au voisinage de la tumeur. A l'*autopsie*, on trouve d'abord un œdème occupant toute la surface antérieure et latérale de la moitié droite du thorax. Dans le sac anévrysmal, le ressort était brisé en six morceaux entourés de caillots stratifiés, la paroi interne tapissée de couches sanguines solidifiées. Le poumon droit comprimé, atélectasié, était refoulé contre la colonne vertébrale; le poumon gauche œdémateux et le cerveau très anémié.

— Une femme de 46 ans, présentant un anévrysme ampullaire de l'aorte au point où le tronc brachio-céphalique prend naissance, est soumise au même traitement (trois ressorts entiers d'horlogerie, mesurant ensemble 1 mètre 20). Huit jours après cette opération, à la suite d'une exploration avec le stéthoscope pressé un peu fortement sur la tumeur par un étudiant, des accidents graves surviennent (dyspnée, augmentation de la tumeur, fièvre jusqu'à 39°, vomissements, cyanose, mort). A l'*autopsie*, on trouve des caillots fibrineux d'une épaisseur de 4 à 5 millimètres accolés aux parois du sac, sans aucune trace d'inflammation de celui-ci.

— Pour un troisième malade, âgé de 50 ans, opéré de la même façon en 1885, il y a peu de renseignements. A la suite de l'introduction de 7 ressorts de montre de 60 centimètres chacun (3 mètres 50 de fil d'acier), la mort survient après deux jours, et à l'*autopsie*, on trouve à peine de coagulation dans le sac.

Nous avons tenu à résumer fidèlement ces trois observations pour appuyer nos conclusions sur des faits. Or, après les lamentables péripéties d'un ressort de montre qui, dans la première observation, s'obstine à toujours vouloir sortir et à perforer la peau, l'auteur de l'opération ne craint pas de dire que celle-ci « était bien réussie », et que la mort du malade était due à des causes étrangères à l'anévrysme (ce qui est vrai, l'anévrysme étant incapable, par lui-même, de produire tels méfaits). Pour la seconde observation, l'autopsie (car tout se termine par des autopsies), démontre que le malade aurait succombé aux conséquences d'une exploration imprudente de la tumeur. Rien ne le prouve, et pourquoi la fièvre ? Dans la troisième observation, la mort survient après deux jours. Inutile d'insister.

Corradi (1879), après avoir introduit 40 centimètres de fil, mit l'extrémité externe en contact avec le pôle positif d'une pile dont le pôle négatif était appliqué au voisinage. C'était la *fili-galvanopuncture*, tentée encore avec le même insuccès (1886-1887) par Barwell, West Roosevelt qui introduisit 67 mètres de fil fin d'acier (1 mètre de plus que la hauteur des tours Notre-Dame de Paris !) par Abbe, Steavenson. Et encore, comme on ne connaît jamais les dimensions de l'orifice de communication anévrysmo-artériel, vaut-il mieux, dans la crainte d'embolies, introduire 67 mètres de fil, que 6 centimètres !

Puis, on associe à la filipuncture la compression de la fémorale pour un anévrysme poplité (Bryant), l'application de la bande élastique (Van der Meulen), la compression sur le sac lui-même (Pearce Gould). Comme rien ne réussit, la ligature du vaisseau intervient à son tour. Stimson introduit dans un anévrysme ilio-fémoral, 15 crins de cheval ; pas d'amélioration. Un mois après, il ligature l'iliaque externe et il a le bonheur de guérir son malade. Puisque d'autres moyens ont été employés, va-t-on compter ce succès à l'actif de la méthode ? Puis, reviennent les désastres : rupture du sac après la ligature (Richardson), péritonite mortelle après ligature de l'iliaque (Lévis). Continuons.

En 1881, Schrœtter traite à plusieurs reprises avec des succès relatifs, chez un homme de 44 ans, une tumeur pulsatile au niveau de la seconde côte, par des injections d'ergot de seigle faites au voisinage de l'anévrysme. L'amélioration ne se maintenant pas, il se décide (1883) à introduire 52 centimètres de fil de Florence dans la tumeur. Quatre jours après, on recommence (introduction de 74 centimètres de fil de Florence). Résultat : augmentation de la tumeur dans tous ses diamètres, œdème de la peau, fièvre, mort quinze jours après la seconde opération avec les symptômes d'œdème pulmonaire. A l'autopsie, un litre d'épanchement séreux, jaunâtre dans la cavité pleurale gauche ; un litre et demi à droite ; poumons atélectasiés et œdémateux ; le sac anévrysmal intra-thoracique est rempli d'un sang fluide ; le sac extra-thoracique est rempli de caillots sanguins, et à sa moitié supérieure se trouvent les fils de Florence, entourés de caillots rouges noirâtres.

Telle est l'observation suivie de ce commentaire : « Le traitement est absolument sans danger, l'issue fatale est indépendante de l'acte opératoire ! » Oui, l'acte opératoire n'a pas jusqu'ici déterminé *immédiatement* la mort. C'est tout ce qu'on peut dire de mieux sur la méthode où toutes les observations se terminent par la mention : autopsie.

Viennent ensuite (1885-1888) les observations de Loreta en Italie : de J. Ransohoff, West Roosevelt, F. Lange, Abbe, Richardson, Morse, Gerster, en Amérique ; D. Cayley, R. Barwell, Howard, Marsh, H. White et H. Pearce Gould, Liston, en Angleterre ; Saboia au Brésil ; Folet, Lépine, Bucquoy en France. Tous les malades atteints d'anévrysmes divers et traités par la filipuncture, succombent plus ou moins rapidement, les uns en plus grand nombre *parce qu'ils* avaient été opérés, les autres *quoiqu'ils* aient été opérés, et la mort est survenue alors par rupture du sac.

En France, Lépine, qui s'est constitué un ardent défenseur de la méthode de Baccelli-Montenovesi, a publié trois observations. Les voici résumées d'après la relation de Charmeil [1].

— Un homme de 45 ans, atteint d'un gros anévrysme de l'aorte saillant au 2e espace intercostal droit, est d'abord traité par l'iodure de potassium, puis par l'électro-puncture. Au moment où l'on retire l'une des aiguilles, il se forme un véritable jet sanguin par l'un des petits orifices, et l'on est obligé, pour arrêter l'hémorragie, de « confectionner une large cuirasse avec de petits morceaux de toile et de collodion ». Les jours suivants, les suites furent mauvaises : dyspnée croissante, toux, expectoration purulente, fièvre, angoisse, pâleur et sueurs froides, pouls à 160, menace de mort. Le malade se remet de cette grave alerte, et sept jours seulement après la séance d'électro-puncture, on se décide à introduire dans la tumeur 15 crins de Florence ayant une longueur moyenne de 30 centimètres. Le lendemain, on note que

[1] *Revue de médecine*, 1887.

la température est élevée, puis à la base du poumon gauche, on constate de
la matité avec diminution des vibrations thoraciques. Quatre jours après la
filipuncture, asphyxie croissante, cyanose et mort. A l'*autopsie*, sous le muscle
pectoral droit, infiltration sanguine diffuse se continuant directement avec la
poche anévrysmale. La portion de l'anévrysme contenue dans le thorax, du
volume d'une orange, est remplie de caillots non stratifiés. Dans la portion
extra-thoracique, on retrouve les crins de Florence entourés de caillots mous
et noirâtres. Le poumon gauche est atélectasié avec broncho-pneumonie.

— M... Gabriel âgé de 40 ans, présente au-dessous de la clavicule droite vers
son extrémité sternale, une tumeur anévrysmale, grosse comme une manda-
rine. Pendant neuf jours, on le soumet au régime de Tufnell et à l'usage
quotidien d'un gramme d'iodure de potassium, sans grand résultat. C'est
alors qu'on introduit dans la poche, un ressort de montre de 25 centimètres.
Pendant plusieurs jours, on constate le durcissement et la diminution de
volume de la tumeur. Triomphe de peu de durée : car, vingt-quatre jours
après l'opération, la tumeur anévrysmale ayant augmenté avec les battements,
« on reconnaît l'indication d'une nouvelle introduction de ressort de montre
dans la poche ». Insuccès complet, « le ressort, mal aiguisé, ne permettant
pas cette introduction, on n'insiste pas ». Dans l'après-midi, on appelle en
toute hâte le chirurgien de garde ; il s'est produit brusquement une hémorrhagie abondante (4 à 500 grammes). Deux heures après, « on hâte l'introduction d'un nouveau ressort de montre », puis à la partie interne de la
tumeur on veut encore introduire un autre ressort de 3 centimètres, on est
arrêté par la présence d'une côte, et à ce moment « le malade éprouve une
sensation de déchirement », il se produit une hémorrhagie de 800 à 1000
grammes. Quatre jours après, nouvelle hémorrhagie d'un litre de sang. Le
lendemain, on introduit à la partie interne de la tumeur de fines aiguilles
à acupuncture, et « on injecte au milieu du cratère rempli de caillots », deux
grammes de liqueur iodo-tannique. On recommence cette injection deux fois
les jours suivants, et le malade très affaibli, à teint plombé, légèrement cyanique, « s'éteint à une heure et demie de l'après-midi ».

— Chez un malade atteint d'un anévrysme sacciforme de la portion ascendante de l'aorte, la tumeur était « absolument indolente » et il n'y avait pas
« de modification de la coloration des téguments à son niveau. » Cependant,
comme la tumeur « parait » augmenter, on y fait pénétrer (6 juillet) un ressort de montre, après avoir à deux reprises différentes « exploré l'anévrysme »
à l'aide d'aiguilles à acupuncture de 6 centimètres de longueur. Cinq jours
après l'opération, le malade en se levant, s'affaisse sans perdre connaissance ;
on le relève, il bredouille et on constate une paralysie de tout le côté droit.
Ces accidents disparaissent en quelques heures. Le 15 juillet, en présence
d'une nouvelle extension de la tumeur du côté externe, on introduit un second
ressort « avec une facilité remarquable ». Les battements sont beaucoup
moins accusés à la partie externe et on remarque « qu'une infiltration continue à se produire sous le muscle pectoral en s'avançant du côté de l'aisselle
sous forme d'une tuméfaction dure qui comprime les veines du bras droit

légèrement œdématié ». Puis, survient un frisson avec fièvre, la peau au niveau de la tumeur est rouge, un peu chaude (léger degré de lymphangite superficielle). L'état général devient rapidement très grave, il y a de la dyspnée, de la cyanose, et le 22 juillet (16 jours après la première opération, huit jours après la seconde), « le malade s'éteint sans agonie » (ce qui a été sans doute très heureux pour lui). A l'*autopsie*, infiltration sanguine sous le grand pectoral jusqu'à l'aisselle ; autour des ressorts de montre, caillots qui avaient probablement empêché (?) une rupture imminente dans un point atélectasie et broncho-pneumonie à gauche ; ramollissement peu étendu du côté de l'insula du cerveau gauche, ramollissement dû certainement à une embolie qui s'était traduite pendant la vie par l'aphasie et l'hémiplégie droite transitoires.

Ces observations se passent de longs commentaires ; on doit les lire attentivement pour en déduire scientifiquement les conséquences pratiques d'une méthode qui n'a que trop duré.

Les auteurs ne sont même pas d'accord : sur les corps étrangers à introduire (fil d'acier ou d'argent, fils à ligature en soie, fil de cuivre argenté, crin de Florence, crin de cheval, catgut, ressort de montre ; sur leur longueur (67 mètres à 6 centimètres). Tout cela porte un nom : le désarroi thérapeutique, et ces corps étrangers sont en effet très « étrangers » à la cure d'un anévrysme. Les auteurs en sont tellement persuadés qu'ils appellent à leur secours tous les autres procédés, l'iodure de potassium, le furfurol qu'ils administrent en même temps, l'acupuncture, la galvano-puncture, la compression, la ligature d'un vaisseau. Dans une observation de Richardson [1], on emploie successivement pour un anévrysme de la sous-clavière, trois méthodes de traitement : d'abord, le régime de Tuffnell avec le veratrum viride et l'iodure ; ensuite, la compression directe de la tumeur ; enfin, l'introduction dans son intérieur de 19 aiguilles chirurgicales dont quelques-unes ne purent être enlevées, sorte de filipuncture involontaire. Résultat : mort par hémorrhagie et septicémie.

Sur trente-trois cas de filipuncture, quels sont les succès ? On en compte trois : ceux de Morse, de Bourget, celui de Van der Meulen [2] pour un anévrysme de l'artère brachiale, et encore la compression avec une

---

[1] *Trans. of the american surg. assoc.*, 1887.

[2] MORSE (de San Francisco). Guérison d'un anévrysme abdominal, par l'introduction dans le sac d'un fil de cuivre argenté, après laparotomie (*Pacif. med. and surg. journal*, 1887). — BOURGET (de Lausanne). Anévrysme de l'aorte descendante traité par la méthode de Baccelli (*Revue méd. de la Suisse Romande*, 1892). Cette observation n'est pas complète, puisque l'auteur la termine par ces mots : « Nous avons obtenu par ce traitement un arrêt dans le développement de la tumeur ; nous pensons qu'il n'est pas trop téméraire d'espérer que ces résultats se consolideront encore avec le temps. » — VAN DER MEULEN (*Nederlandsch Tijdschrift voor Geneeskunde*, 1880).

bande élastique n'a-t-elle pas été étrangère à ce résultat ; de sorte que la méthode est le plus souvent inutile, surtout nuisible. Dans une observation de Baccelli, l'extrémité du ressort s'obstine à vouloir perforer la peau, d'où inflammation érysipélateuse du sac avec œdème, bientôt suivie de septicémie mortelle. Sur un malade de Folet (cité par Verneuil), le fil reste saillant sous la peau, un abcès se forme, puis hémorrhagie de deux litres et mort. Encore une hémorrhagie que Pearce Gould parvient à arrêter par compression ; la peau se gangrène et la mort survient. Toujours même terminaison chez trois malades de Lépine : mort par hémorrhagie, mort par abcès, mort par pneumonie infectieuse.

La filipuncture a trop vécu. L'opération est quelquefois si malaisée que quelques chirurgiens l'ont laissé inachevée ; la méthode est incertaine, aveugle, dangereuse, produisant témérairement une solution de continuité sur un sac anévrysmal, exposant aux phlegmons, aux abcès, aux syncopes, aux accidents pyohémiques, aux hémorrhagies, aux embolies, au ramollissement cérébral, aux gangrènes périphériques. Il importe de la condamner sans retour, parce que les audaces thérapeutiques doivent s'arrêter au respect de la vie humaine, et parce que les auteurs ont mis, malgré tant de désastres accumulés, une ténacité incompréhensible à la défendre.

GALVANO-PUNCTURE

L'histoire de cette méthode thérapeutique est des plus simples.

En 1831, au cours d'expériences sur les moyens de prévenir l'absorption des virus, Pravaz frappé de la rapidité avec laquelle la coagulation se produit sous l'action du galvanisme, eut avec Guérard l'idée de faire servir cette propriété à la cure des anévrysmes. Leurs expériences à ce sujet ayant été interrompues, Leroy d'Etiolles en 1835, imagine de ralentir le sang dans une artère entre deux compressions et d'accélérer la coagulation sanguine par l'électro-puncture. Deux ans plus tard, dans sa thèse, Clavel démontre qu'on peut oblitérer en une minute de galvano-puncture, la fémorale d'un chien, d'où la possibilité d'oblitérer un sac anévrysmal par ce procédé. En 1845, Pétrequin (de Lyon) donne le premier succès de la galvano-puncture sur un anévrysme traumatique de l'artère temporale, et c'est une année plus tard, en 1846, que Ciniselli (de Crémone) insiste sur ce traitement qui porte injustement son nom. Car, la première idée de cette méthode appartient à Pravaz et à Guérard, la première tentative sur l'homme est rapportée dans la thèse de Clavel, le premier succès est signalé par Pétrequin. Depuis cette époque, la technique opératoire a été plusieurs fois modifiée, et il est utile d'exposer seulement le procédé auquel, d'après Larat, on doit accorder la préférence [1]. L'instrumentation comporte :

1° Une batterie à courants continus, munie d'un collecteur capable de faire entrer les éléments un à un dans le circuit, et d'un galvanomètre ; 2° des aiguilles en platine soigneusement isolées par un enduit à la laque, durci au four ; 3° de larges plaques d'étain recouvertes d'agaric et de peau de chamois ; 4° un enfonce-aiguille et un tire-aiguille, ayant pour but de permettre l'introduction de l'aiguille à une profondeur déterminée, et sa sortie sans secousse et progressive.

Les applications peuvent être *monopolaires*, comme le conseille Ciniselli, ou *bipolaires*, celles-ci exposant parfois, d'après cet auteur, à de graves accidents. Dans sa thèse d'agrégation (1877), Teissier rend compte de diverses expériences faites sur les vaisseaux de plusieurs animaux. « L'autopsie, écrit-il, a toujours révélé les mêmes lésions : une ulcération nette ou une perforation très apparente au niveau de la piqûre. Les bords de l'ulcération sont noirs, escharifiés, et tout autour, existe une zone jaunâtre, large de quelques millimètres, trahissant une altération profonde de la paroi artérielle. »

Mais ces expériences n'ont rien de concluant ; car, contrairement à la pratique de tous ceux qui ont étudié cliniquement la question, Teissier employait des aiguilles dénudées, et l'action électrolytique se faisait ainsi sentir sur la paroi du vaisseau, ce qu'on recommande d'éviter dans la cure des anévrysmes. D'autre part, l'opinion de Ciniselli ne repose que sur des vues théoriques. En réalité, il n'a pas essayé d'agir avec le pôle négatif, persuadé qu'il était d'avance de la nocuité de ce pôle, d'abord sur la paroi anévrysmale, ensuite parce qu'il pensait que le caillot mou, diffluent, produit par l'aiguille négative, pourrait donner lieu à des embolies. La pratique d'Onimus, celle de Boudet de Pàris, de Rockwell, de Larat, notre propre expérience, permettent d'avancer que, *à la condition d'avoir des aiguilles bien isolées*, faciles à se procurer aujourd'hui, il est au contraire préférable d'agir avec deux aiguilles reliées chacune à l'un des pôles de la batterie. En agissant ainsi, le caillot formé est plus volumineux et la résistance étant diminuée dans une énorme proportion, l'opération devient absolument indolore.

Quand l'application est monopolaire, la formation d'un caillot demande 40 ou 50 minutes et 50 milliampères d'intensité. Ce sont du reste ces doses et cette durée qu'indiquent les auteurs. Mais, en employant simul-

---

[1] On a proposé (VIDIALI) d'appliquer des courants continus à la surface extérieure du sac. Mais l'application d'un réophore sur une peau tendue et luisante, peut avoir des inconvénients, et cette méthode n'a donné aucun succès.

tanément une aiguille positive et une aiguille négative, 15 à 18 milli-ampères suffisent avec une durée d'application de 10 à 12 minutes.

Les aiguilles seront en platine. Celles de fer ou d'acier conseillées par certains auteurs dans le but d'ajouter à l'action électrolytique proprement dite, celle de perchlorure de fer formé aux dépens du chlorure de sodium contenu dans le plasma sanguin, ont l'inconvénient de devenir rugueuses, de telle sorte qu'on a le plus grand mal à les retirer sans déchirer les tissus et sans provoquer une petite hémorrhagie.

La technique opératoire est la suivante : le patient étant étendu sur un lit, la région sur laquelle on doit opérer soumise aux précautions antiseptiques d'usage, les aiguilles bien isolées et dénudées seulement d'un centimètre environ à la pointe, sont introduites au moyen de l'enfonce-aiguille, de telle sorte que leur partie active se trouve éloignée de quelques millimètres de la paroi anévrysmale interne. Mieux vaut péné-trer profondément dans le sac que de rester trop près de la surface. On reconnaît que les aiguilles ont bien pénétré dans la tumeur à leur sou-lèvement rythmique. On les relie alors aux pôles de la batterie par des fils très fins et l'on débite progressivement le courant jusqu'à 15 ou 18 milliampères.

La sensation perçue par le patient est le plus souvent presque nulle. Quelquefois, au contraire, une légère et fugace douleur apparaît au moment où s'établit le courant. Si cette douleur est très marquée et persiste, il convient de diminuer l'intensité du courant et de le ramener à 10 milliampères. Dix à douze minutes suffisent comme durée de la séance. Le courant est alors progressivement ramené au zéro. Les aiguilles sont retirées au moyen du tire-aiguille qu'on manœuvre lente-ment, et un pansement légèrement compressif est appliqué sur la tumeur.

Les séances doivent être renouvelées tous les huit jours environ. Plus tard, quand les battements et le mouvement d'expansion s'amoindrissent, on peut, sans inconvénient, réduire le nombre des séances à une ou deux par mois.

M. Larat, auquel je suis redevable de ces détails importants de tech-nique opératoire, a traité par ce procédé trois volumineux anévrysmes de l'aorte thoracique. La première malade, qui était une marchande des quatre saisons et dont l'anévrysme, ayant usé une partie du sternum, fai-sait saillie sous la peau, a vu peu à peu la paroi se renforcer ; les batte-ments ont diminué considérablement et les douleurs violentes qu'elle éprouvait dans la région thoracique antérieure et dans le bras gauche ont disparu, si bien qu'au bout de six mois de traitement la patiente ayant subi en tout dix-huit séances, a pu quitter l'hôpital et reprendre au moins momentanément son dur métier. Depuis, elle a été perdue de vue.

Le second malade a subi neuf séances au bout desquelles, très amélioré et ne souffrant plus, il a demandé à quitter l'hôpital. Il s'agissait d'un anévrysme de la crosse de l'aorte et du tronc brachio-céphalique faisant saillie dans la région sus-claviculaire. Ni les battements, ni les mouvements d'expansion n'étaient sensiblement modifiés, mais les douleurs, très vives depuis longtemps, avaient disparu. — Le troisième malade, observé à mon hôpital, atteint d'anévrysme de l'aorte thoracique, ayant usé le sternum et faisant une saillie considérable sur la paroi thoracique, mais ne s'accompagnant, à cette période tout au moins, que de phénomènes douloureux peu intenses, a subi onze applications sans résultat appréciable. Les séances ont été suspendues parce que l'anévrysme semblait prendre de l'extension. Le malade a succombé après trois mois, sans rupture du sac, aux progrès d'une véritable cachexie anévrysmale.

La galvano-puncture agit-elle, comme le pense Ciniselli, en produisant un caillot dans le sac anévrysmal ? La réponse nous paraît encore douteuse. En plongeant une ou deux aiguilles dans une solution d'albumine ou de fibrine, il est bien certain qu'on obtient au pôle positif un caillot solide, adhérent à l'aiguille, et au négatif une masse floconneuse et diffluente. Mais si la solution, au lieu d'être immobile, est agitée durant le cours de l'opération, comme Larat l'a réalisé dans plusieurs expériences, c'est à peine si, au niveau du positif, l'aiguille se recouvre d'un très mince enduit adhérent. Or, dans un sac anévrysmal, la masse sanguine est constamment en mouvement par le fait des actes circulatoires, quelque amoindris qu'ils soient à ce niveau. Il y aurait donc lieu de croire, que la galvano-puncture agit plutôt en déterminant une légère inflammation du sac et une stratification secondaire de fibrine. Des autopsies pourraient nous renseigner sur ce point ; mais, jusqu'à présent, nous n'en connaissons point qui aient été dirigées vers la recherche de ce désidératum, quoique Balfour[1] ait noté sous l'influence de cette médication, l'hypertrophie de la tunique adventice.

En résumé, cette méthode thérapeutique a pu donner quelques rares succès, et sur 37 cas Bowditch a relevé 6 améliorations, 7 guérisons, mais avec des rechutes[2]. Elle expose à quelques dangers parmi lesquels celui de l'embolie, elle ne donne pas toujours lieu à la formation de caillots fibrineux et stratifiés, elle agit sur des anévrysmes pour lesquels on ne sait jamais les dimensions de communication. C'est pour ces raisons qu'on doit y avoir recours seulement après l'emploi d'autres moyens, tels que le régime alimentaire, le repos, l'iodure de potassium, les injections sous-cutanées de solutions gélatineuses.

[1] *Edimb. med. Journ.*, 1876.
[2] *The Boston med. and surg. Journal*, 1876.

LIGATURES ARTÉRIELLES

1° *Ligature de l'aorte abdominale.* — Il s'est trouvé un chirurgien, Astley-Cooper (1817), assez audacieux pour pratiquer la ligature de l'aorte abdominale. Ce fait doit être connu, ne serait-ce qu'au point de vue historique.

Un homme de 38 ans, portefaix, présentait une tumeur anévrysmale à l'aine gauche, en partie au-dessus et en partie au-dessous du ligament de Poupart. La compression sur la tumeur au moyen d'un tourniquet ayant déterminé une eschare et des hémorrhagies de plus en plus redoutables, Astley-Cooper, s'autorisant de l'exemple d'une longue survie chez des malades atteints d'oblitération aortique, se décide à pratiquer la ligature de l'aorte abdominale, et la mort survient après quarante heures.

En 1830, même opération tentée par James (d'Exeter) sur un malade qui survécut seulement à peine quatre heures.

Cette opération audacieuse doit être condamnée pour les anévrysmes de l'aorte abdominale, comme pour tout autre anévrysme.

2° *Ligatures simultanées ou successives de la carotide et de la sous-clavière droites.* — L'oblitération spontanée de la carotide et de la sous-clavière droites détermine, ainsi que les autopsies l'ont démontré, l'oblitération et même la guérison de l'anévrysme du tronc brachio-céphalique, absolument comme si l'on avait pratiqué la ligature de ces deux artères par le procédé de Desault [1] (entre le sac et les capillaires). Pour la cure de l'anévrysme du tronc innominé, on ne pouvait songer à la méthode d'Anel [2] (ligature au-dessus du sac, entre lui et le cœur), parce que cette opération est périlleuse et du reste impossible ; on a donc eu recours aux ligatures de la carotide primitive et de la sous-clavière droite, qu'elles soient successives (méthode de Fearn) ou plutôt simultanées, ainsi que Diday l'a proposé le premier en 1842 et que l'a exécuté Rossi, deux ans plus tard. Or, le traitement chirurgical des anévrysmes de l'aorte ascendante avant l'émergence du tronc innominé ne diffère pas sensiblement, par ses conséquences, de celui de ce dernier, et comme il s'agit peut-être ici d'une médication de l'avenir [3], nous pensons utile de l'exposer.

[1] Le procédé de DESAULT est connu sous le nom de « BRASDOR », quoique ce soit le chirurgien français qui en ait eu le premier l'idée et qui en ait fait l'application.

[2] La méthode d'ANEL est connue en Angleterre sous le nom de J. HUNTER, quoiqu'elle appartienne manifestement à ANEL (1710) et que même HUNTER l'ait pratiquée six mois après DESAULT (1785). HUNTER n'a eu qu'un mérite, celui de recommander la ligature à une certaine distance du sac, et non immédiatement au-dessus de lui, comme ANEL le faisait.

[3] On pourrait se demander si la *compression* de la carotide pourrait produire les mêmes

Quelles sont tout d'abord les indications et les contre-indications de cette opération, et ensuite quelles conséquences ?

1° Il faut que l'anévrysme siège avant l'émergence du tronc brachio-céphalique ; car, lorsqu'on pratique la double ligature pour un anévrysme siégeant au delà, on obtient des résultats absolument opposés : la coagulation intra-anévrysmale ne se produit pas, la tumeur augmente rapidement et dans de grandes proportions. La coagulation n'a pas de tendance à se produire, parce que le courant sanguin en partant du cœur se fait toujours à l'état normal avec plus d'activité vers la carotide gauche, non pas parce que ce vaisseau est sur l'axe de l'aorte (ce qui est absolument erroné, ainsi que Barwell l'a démontré), mais parce que ce courant après s'être dirigé de bas en haut et de gauche à droite se réfléchit et dévie de droite à gauche, de la paroi aortique vers la carotide gauche[1]. Donc, à ce niveau, la tension sanguine doit toujours être plus élevée qu'à l'émergence du tronc innominé, et pour un anévrysme situé au delà de ce dernier, la double ligature de la carotide et de la sous-clavière droite aurait pour effet d'augmenter encore la tension intra-anévrysmale.

2° Pour le succès de l'opération, il faut que la carotide gauche ait gardé sa perméabilité. Ceci nous amène à parler d'un accident, l'*hémiplégie tardive*, qui survient parfois quelques jours après la ligature de la carotide, et qu'on a expliqué naguère par « un défaut d'équilibre circulatoire », par la pyohémie, par une hémorrhagie cérébrale, par l'embolie. Or, il s'agit d'une thrombose, comme le démontre Guinard[2] au sujet d'un malade opéré d'un anévrysme innominé par la double ligature, et mort cinq jours après. La thrombose partait du point ligaturé pour remonter jusqu'aux branches les plus reculées des carotides, on la suivait jusque dans les artères sylvienne et ophthalmique, cela parce que la carotide gauche dans ce cas, était réduite à « un cordon fibreux et presque imperméable ». Alors, la suppléance circulatoire devenait impossible. Mais quand la perméabilité de la carotide gauche est assurée, la communication du système artériel des deux côtés se fait facilement, et le caillot au-dessus de la ligature ne peut pas s'étendre au delà de la bifurcation des carotides externes et internes, parce qu'il est sans cesse battu et dissocié par le courant sanguin, grâce à la circulation en retour. Donc,

effets. Or, cette compression, très difficile, produit des résultats incomplets et mauvais (rupture du sac, accidents cérébraux).

[1] C'est la raison pour laquelle les caillots emboliques s'engagent beaucoup plus souvent dans la carotide gauche. L'irrigation de l'hémisphère cérébral gauche est donc plus active et plus considérable que celle de l'hémisphère opposé, ce qui explique en partie la prédominance de la moitié droite du corps, et le fonctionnement plus actif de l'hémisphère gauche, comme de FLEURY l'a autrefois démontré. (Du dynamisme comparé des hémisphères cérébraux chez l'homme. Paris, 1873.)

[2] *Ann. des mal. de l'oreille et du larynx*, 1894.

l'hémiplégie tardive ne sera pas à craindre dans tous les cas où la carotide gauche est perméable, ce dont il faut toujours s'assurer par la palpation ; elle sera inévitable et l'opération ne devra pas être tentée si le vaisseau est imperméable.

Cependant cette opinion n'est pas absolument partagée par P. Delbet qui attribue surtout les accidents cérébraux à la septicité, si légère qu'elle soit. « On sait très bien aujourd'hui, l'expérimentation sur les animaux et l'observation sur l'homme l'ont prouvé, que la coagulation dans les vaisseaux traumatisés ou liés aseptiquement est très limitée, et qu'elle ne dépasse jamais le niveau des premières branches collatérales ou terminales. Ce qui fait les thromboses étendues, ce qui fait les coagulations friables capables de s'effriter pour donner naissance à des embolies, c'est la septicité[1]. »

D'après nous, les deux explications sont bonnes, ces deux conditions doivent être réunies pour produire des accidents cérébraux et l'hémiplégie tardive par thrombose ou embolie à la suite de la ligature carotidienne.

3° L'opération est contre-indiquée dans tous les cas de maladie grave du cœur, d'albuminurie, de lésion générale des artères et surtout d'athérome avancé des carotides et des sous-clavières.

4° La ligature simultanée des deux vaisseaux est préférable à la ligature successive, parce que dans ce dernier cas, après la ligature de la carotide, les collatérales de la sous-clavière prennent un volume beaucoup plus grand, de sorte que lorsqu'on lie plus tard ce vaisseau, le développement de la circulation complémentaire a mis obstacle au ralentissement du sang dans la poche anévrysmale. Pour les anévrysmes du tronc brachio-céphalique, la double ligature simultanée est la méthode de choix, d'après Poinsot, Walther, Guinard et de Dentu[2].

Ceci dit, la meilleure manière de juger ce traitement opératoire, est d'analyser sommairement les observations connues dans la science :

— Homme de 36 ans, atteint d'un anévrysme dans la région thoracique droite (compression de la bronche droite, pas de différence au sphygmographe entre les deux pouls radiaux). Double ligature 15 février 1879. État très satisfaisant jusqu'au 30 mars. A cette époque, à la suite de chagrins domestiques, on note, un peu à gauche du sternum, quelques battements qui augmentent jusqu'au 15 avril, pour diminuer ensuite. Le 2 juin, le malade quitte l'hôpital en très bon état. Il meurt « d'épuisement » en mai 1880, c'est-à-

---

[1] P. DELBET. *Traité de chirurgie clinique et opératoire*, Paris, 1897. — Les *hémorrhagies secondaires* ne sont plus à craindre aujourd'hui, grâce aux pratiques d'antisepsie et d'asepsie.

[2] LE DENTU. *Soc. de chir.*, 1891, et *Acad. de méd.*, 1893.

dire quinze mois après l'opération. A l'*autopsie*, anévrysme rempli de caillots stratifiés. La légère dilatation de l'aorte à gauche qui s'était manifestée six semaines après l'opération était due, non à l'expansion de l'anévrysme, mais à la formation d'une tumeur nouvelle. (R. BARWELL. *Encyclopédie de chirurgie*, 1890.)

— G..., 42 ans. Tumeur pulsatile de la grosseur d'une tasse à thé, étendue du premier espace intercostal droit à la poignée du sternum (douleur dans l'épaule droite et au cou, insuffisance aortique, toux rauque, spasme laryngé, mort imminente par asphyxie). Opération, le 26 mars 1880. Le 21 avril, le pouls reparaît dans la radiale et la temporale, disparition des accidents laryngés. Quelques crises de dyspnée à divers intervalles. En novembre, douleurs au-dessous de l'épaule, soulèvement de la partie supérieure de la paroi thoracique devenue très perceptible, alors qu'il avait presque disparu, forts battements dans le premier espace intercostal droit. Huit mois après l'opération, le malade était dans un état satisfaisant. (A. LEDIARD. *Thèse de* MAILLIÉ (de Bordeaux), 1882.)

—W..., femme de 42 ans. Anévrysme de la partie ascendante de l'aorte (pouls gauche plus fort que le droit, très vives douleurs). Double ligature, le 21 septembre 1880. Le lendemain, la tumeur a manifestement diminué de volume, est plus dure au toucher, elle bat plus fort, le pouls radial a reparu, en retard de plusieurs secondes sur le gauche. Dix semaines après l'opération, la tumeur n'est plus aussi grosse, elle est plus aplatie, plus dure au toucher, mais encore animée de battements correspondant à la systole cardiaque. Le pouls n'a pas encore reparu dans la temporale droite, le pouls radial droit est toujours en retard sur le gauche, il est aussi plus faible. Cessation presque complète des douleurs. (J.-A. WYETH. *Philadelphie*, 1880.)

— Homme de 32 ans. Anévrysme de la portion ascendante de l'aorte (grande faiblesse, douleurs violentes dans la poitrine, peau recouvrant la tumeur très mince et prête à se rompre). Double ligature, le 11 juillet 1881. Les battements diminuent d'intensité, les parois de la tumeur s'épaisissent, plus de douleurs, ni de souffle. Sort de l'hôpital le 28 octobre, et reprend son travail. Le pouls avait reparu dans la temporale quatre jours et dans la radiale neuf jours après l'opération. En septembre 1883, c'est-à-dire vingt-sept mois après l'opération, le malade vivait toujours, très amélioré. (LANGLEY BROWN. *Brit. méd.*, 1881.)

— Femme de 70 ans. Anévrysme de la crosse aortique (douleurs cervicales, pouls radial égal des deux côtés). Le 2 mai 1888, double ligature. Environ, une demi-heure après, le pouls radial devient fréquent, irrégulier et faible à gauche avec syncope alarmante. Ces accidents cessent ; le lendemain, le pouls est à 100°, la température à 37°,7, la respiration à 18°. La pulsation radiale commence à être perceptible le vingt-deuxième jour, les douleurs ont disparu. Grande amélioration constatée quatre mois et demi après l'intervention. Ce fait démontre, dit l'auteur, qu'à cet âge avancé, les artères athéromateuses ne sont pas un insurmontable obstacle au succès de l'opération. (J. WELL. *New. York méd. Journ.*, 1888.)

— Eugénie B... 38 ans. Anévrysme aortique très développé, faisant saillie en dehors de la cage thoracique (douleurs violentes au niveau des omoplates sous forme de barres transversales, dans le bras gauche et à la région précordiale, accès de suffocation, palpitations). La tumeur augmentant « à vue d'œil », on pratique la double ligature le 24 mars 1894. Le lendemain, disparition des douleurs et des battements au niveau de la tumeur, un peu de fourmillement dans le membre supérieur droit ; pouls temporal droit presque aussi appréciable que le gauche, température moins élevée dans l'aisselle droite que dans la gauche. Élévation de la température le 5 avril (39°). La malade succombe un mois après l'opération. A l'*autopsie*, on trouve l'anévrysme composé de trois tumeurs superposées ; caillots cruoriques noirâtres dans leur intérieur ; dans la tumeur intermédiaire, couche d'un centimètre environ d'épaisseur, constituée par des caillots fibrineux en couches stratifiées. Dans l'artère primitive droite, qui avait été ligaturée, caillot fibrineux solide la remplissant en bas depuis l'origine de la sous-clavière, et en haut jusqu'à la bifurcation du vaisseau. Pas de trace de caillot dans la sous-clavière droite. (GUINARD [1].)

Ces faits sont certes très encourageants, et quoique l'action chirurgicale soit assez limitée, puisqu'elle ne peut être conseillée que dans les cas où la tumeur anévrysmale n'a pas sensiblement dépassé le tronc brachiocéphalique, il s'agit là, comme nous le disions, d'une médication d'avenir, d'autant plus que sur les treize autres cas d'anévrysmes de l'aorte par la double ligature, Winslow (de Baltimore, 1891) a constaté cinq guérisons, quatre améliorations avec survie de onze mois à quatre ans, quatre morts du 5e au 15e jour après l'opération.

On a beaucoup trop insisté sur les accidents (syncope, céphalalgie, convulsions, hémiplégie, troubles oculaires, etc.) pouvant survenir à la suite de la ligature de la carotide primitive. L'oblitération complète de celle-ci est compatible avec la vie et la santé, comme le prouve le fait de Haller (1749) et surtout celui de Petit (1765), concernant un homme qui vécut encore sept années. Précédé en cela par Galien, Van Swieten « affirmait qu'on ne risque rien à ligaturer une artère carotide, parce qu'une quantité suffisante de sang peut être portée à la tête par l'autre et par les artères vertébrales ». Il lia les artères carotides à un chien qui « n'en souffrit aucun dérangement » ; il lia encore les veines jugulaires, et « il n'en résulta aucun mal remarquable ». Ces expériences furent reproduites

---

[1] Cité par BLACQUE. Traitement des anévrysmes de la crosse de l'aorte par la ligature simultanée de la carotide primitive et de la sous-clavière droites (*Thèse de Paris*, 1895). — Consulter encore les auteurs suivants : MAILLIÉ. Double ligature périphérique dans le traitement des anévrysmes intra-thoraciques (*Thèse de Bordeaux*, 1882). — ACOSTA ORTIZ. Traitement chirurgical des anévrysmes du tronc brachio-céphalique et de la crosse de l'aorte (*Thèse de Paris*, 1892). — LARRIEU. De l'anévrysme du tronc brachio-céphalique, son traitement chirurgical (*Thèse de Paris*, 1897).

avec le même succès par Valsalva, au dire de Morgagni. Les premières ligatures de la carotide primitive furent faites avec succès par Abernethy, Astley-Cooper (1805), Cline (1808), Travers (1809), Hogdson, Post (1813), Giroux (1814), Dupont, Collier (1815), W. Goodlad (1816).

Il en est de même de l'artère sous-clavière, et Hogdson a rapporté une observation où ce tronc artériel et plusieurs de ses branches les plus importantes avaient été oblitérées par la pression d'un anévrysme aortique, cela sans aucun dommage pour la nutrition du membre supérieur et à la faveur de l'établissement d'une riche circulation complémentaire. Donc, comme il le disait déjà dès cette époque, « la circulation dans le cerveau et dans le bras peut se continuer après l'oblitération des artères carotide ou sous-clavière ».

En résumé, quand le traitement médical par l'iodure et par les injections sous-cutanées de solution gélatineuse a complètement échoué, on peut avoir recours à la double ligature de la carotide et de la sous-clavière droite, mais à la condition que l'anévrysme siège sur le tronc innominé ou sur l'aorte ascendante. L'opération ne pourrait qu'aggraver, en favorisant leur développement, les anévrysmes situés à gauche de l'embouchure du tronc brachio-céphalique. Avant l'intervention opératoire, il y a donc là un diagnostic toujours délicat, mais possible à établir.

TRAITEMENT SYMPTOMATIQUE

Le traitement des symptômes est une médication d'attente. Cependant, il peut avoir son utilité.

Lorsqu'il y a *menace de rupture* à l'extérieur, l'application d'une vessie de glace sur la tumeur avec interposition d'ouate est indiquée. Mais, si la peau est tendue, comme vernissée et rouge, un bandage modérément compressif avec de l'ouate et de l'amadou, est préférable. Une saignée produit parfois de bons effets. Enfin, le malade doit être soumis au repos le plus complet, au régime lacté exclusif. Même dans les cas où la rupture est un fait accompli, on ne doit pas rester inactif, et Stokes nous a parlé d'une femme dont la mort eût été instantanée sans la présence d'esprit de l'infirmière qui, saisissant un tablier de coton, en enfonça un morceau dans la plaie de manière à en oblitérer l'ouverture, et la malade, ajoute-t-il, « offrit pendant longtemps le spectacle extraordinaire d'un individu dont l'existence dépendait de l'appui précaire d'un chiffon ».

Certains anévrysmatiques tombent dans l'*asystolie*, et alors la digitale est indiquée, mais alors à dose anti-asystolique, c'est-à-dire à haute dose (cinquante gouttes de la solution de digitaline cristallisée au millième, pour un seul jour). Contre l'*éréthisme cardiaque* ou cardio-vasculaire dont sont souvent atteints les malades, la digitale doit être employée à petite dose, pendant plusieurs jours de suite (dix gouttes de la même solution pendant trois à cinq jours). Des applications froides sur la tumeur produisent également de bons effets.

Dans les cas ou coexiste une *néphrite interstitielle* avec hypertension artérielle, il y a lieu de soumettre les malades au régime lacté exclusif, et de prescrire des médicaments dépresseurs de la tension artérielle (trinitrine, tétranitrol). Parmi les diurétiques, le médicament de choix est la théobromine qui, ainsi que je l'ai affirmé, « agit directement sur le rein sans augmenter notablement la pression artérielle et sans avoir une action directe sur le cœur [1] ».

Contre les *douleurs* parfois très vives, on peut avoir recours à l'anti-pyrine et à la morphine. Comme il ne s'agit pas de douleurs réellement névralgiques, le sulfate de quinine est inefficace, il peut être nuisible parce qu'il est vaso-constricteur et qu'il contribue encore à augmenter la tension artérielle.

La *dyspnée* est due à des causes multiples, elle est de siège laryngé, trachéal ou bronchique. Contre elle, la morphine n'est qu'un moyen palliatif. La compression du récurrent produit non seulement de la para-lysie d'une des cordes vocales, mais aussi des accès de spasme glottique qui peuvent menacer d'un moment à l'autre la vie du malade. Alors, il serait indiqué de pratiquer la trachéotomie, moyen bien infidèle surtout lorsque l'agent de la compression se trouve plus bas que le larynx. Dans les cas de spasme glottique, on se demande si le tubage du larynx ne serait pas préférable. Contre la dyspnée symptomatique d'un œdème aigu du poumon, une large saignée est indiquée avec les autres moyens que nous avons mentionnés. — Quand la tension intra-thoracique est très forte, donnant lieu à des douleurs intolérables, à une dyspnée menaçante, et dans les cas où l'anévrysme vient presser contre la clavi-cule, Stokes se demande si l'on ne pourrait pas diviser les ligaments unissant la clavicule au sternum, en se basant sur ce fait que la subluxa-tion produite par la tumeur et le signal de la diminution des symptômes de compression. Nous doutons qu'un pareil moyen soit réellement efficace et praticable.

Enfin, se présente la série des accidents contre lesquels le traitement médical et palliatif est impuissant : les *tachycardies* d'origine respiratoire

---

[1] *Thérapeutique appliquée*, fasc. X, Paris, 1895. — THOMAS (de Genève) vient de confirmer cette action thérapeutique par des expériences concluantes : « A une dose moyenne de 0,035 par kilogramme d'animal, la théobromine n'influe pas sur la pression artérielle » (*Soc. de thérapeutique*, 1899.)

ou nerveuse (par compression de pneumogastrique) contre lesquelles la digitale n'a aucune action; les *dyspnées* par compression du récurrent, du larynx, de la trachée ou des bronches; la *dysphagie* qui résiste à tous les moyens médicaux, au sujet de laquelle le cathétérisme œsophagien est complètement contre-indiqué parce qu'il a pu, dans certains cas, favoriser la rupture de l'anévrysme. Il faut savoir parfois ne rien faire ni s'épuiser en vaines tentatives thérapeutiques.

On croirait à peine que les vésicatoires ont été employés par quelques auteurs dans le but de favoriser la formation de caillots et de diminuer l'intensité des douleurs. C'est là une pratique détestable qui ne répond à aucune indication thérapeutique. Stokes a recommandé l'application d'exutoires le long du rachis pour atténuer les douleurs provoquées par la destruction des vertèbres, et il cite l'exemple d'un malade qui n'éprouvait ni douleur, ni toux, ni dysphagie tant que les cautères étaient en pleine suppuration! Cette fois, le médecin irlandais a observé beaucoup avec son imagination.

Conclusion générale

Nous avons passé en revue les nombreux traitements, médicaux ou chirurgicaux, proposés contre les anévrysmes de l'aorte. Parmi eux, il faut en retenir seulement cinq : le *régime alimentaire* qui a une importance capitale, et qui doit être rigoureusement suivi dans tous les anévrysmes ; la *médication iodurée* qu'il faut tout d'abord toujours employer; les *injections sous-cutanées gélatineuses*, utilisables surtout dans les anévrysmes sacciformes et dans des cas déterminés ; la *galvano-puncture* qui parfois a produit de bons résultats ; enfin la *ligature simultanée de la carotide primitive et de la sous-clavière droite*, seulement lorsque l'anévrysme occupe la portion ascendante du vaisseau avant l'émergence du tronc innominé, et alors que tous les autres moyens auront échoué.

Jusqu'à ce jour, on est resté presque hypnotisé sur l'indication de favoriser la coagulation intra-anévrysmale, on n'a vu qu'une poche à remplir de caillots, et on ne s'est pas suffisamment occupé de la paroi anévrysmale à fortifier ou à protéger contre l'effort incessant du liquide sanguin. De là, tant d'insuccès. Et cependant, les auteurs anciens eux-mêmes avaient indiqué en partie le problème à résoudre : « Lorsque, disait Verbrugge vers 1773, les fibres du sac sont distendues à tel point qu'il ait perdu sa tonicité, aux médications ayant pour but et pour résultat de diminuer la violence du courant sanguin et de produire la sédation des symptômes, il faut ajouter les remèdes capables de fortifier ces fibres. » Quels remèdes? Il ne les indique pas, pour une bonne raison :

c'est qu'il n'en existe aucun qui puisse « fortifier » la tonicité considérablement amoindrie de la paroi. Mais, il y a une médication capable, en tournant la difficulté, de protéger cette paroi contre les causes incessantes de son affaiblissement et de son insuffisance. A ce sujet, il est nécessaire d'entrer dans quelques développements.

Ce qu'il faut craindre, ce qu'il faut éviter et combattre à tout prix, c'est l'*hypertension artérielle*. Un anévrysme n'est jamais si près de se rompre que lorsqu'il existe en même temps et comme accidentellement, une néphrite interstitielle, maladie où l'hypertension sanguine est à son maximum.

En 1878, un médecin de Dantzig, Scheele, avait eu la singulière idée pour les anévrysmes de l'aorte thoracique descendante, souvent latents, d'imaginer un signe de diagnostic fondé sur l'augmentation de volume de la tumeur et sur la production et l'exagération des douleurs à la suite de la compression des deux fémorales. Pratique déplorable ; car, l'année suivante, un auteur anglais, Saundby, après une compression de dix à quinze secondes sur les artères crurales, qui aboutissait rapidement à l'augmentation de la tension aortique, a produit en moins de vingt-quatre heures la mort par rupture de sac anévrysmal, terminaison observée également dans deux faits rapportés par le médecin de Dantzig.

Lorsqu'on pratique la ligature d'un gros vaisseau, on produit au-dessus de lui une distension plus ou moins considérable du système artériel capable d'aboutir à l'augmentation rapide et même à la rupture de petits anévrysmes, et les auteurs anciens avaient bien remarqué que, dans les cas d'anévrysmes poplités doubles, la ligature ou la compression de la fémorale d'un côté avait pour effet d'augmenter considérablement la seconde tumeur anévrysmsle. C'est pour cela que, dès le commencement de ce siècle, les chirurgiens recommandaient la ligature successive et à bref délai des deux fémorales. Sur un homme atteint d'un gros anévrysme poplité droit, et d'un petit anévrysme poplité, Everard Home pratique avec succès la ligature de la fémorale droite. Moins de vingt jours après, la seconde tumeur prend rapidement une grande extension, ce qui oblige à pratiquer à gauche la seconde opération.

Burns a rapporté les observations de deux malades, morts pendant des opérations d'anévrysmes poplités, et on a trouvé chez l'un et l'autre, un petit anévrysme à l'origine de l'aorte, qui s'était rompu dans le péricarde. Vers la même époque, Freer (de Birmingham) guérit deux anévrysmes poplités par la ligature successive de l'iliaque externe droite et de la fémorale gauche, et le malade meurt quelque temps après, de la rupture d'un anévrysme de l'aorte abdominale. En 1843, O'Shaugnessy (de Calcutta) ligature la carotide à sa partie supérieure, et le septième jour, le malade succombe à la rupture d'un anévrysme aortique dans le médiastin. En 1844, Bellingham guérit deux anévrysmes poplités par la compression, et seize mois après, la mort survient par rupture d'un anévrysme aortique. En 1885, Freeman (de Washington) guérit un anévrysme crural par la ligature de l'iliaque externe, et bientôt le malade succombe à une hémorrhagie intra-péricardique. Encore une rupture d'un anévrysme aortique observée par Réad après la ligature successive des deux fémorales (1887). Nous avons déjà parlé de ces faits.

Ces quelques exemples — et ils pourraient encore être multipliés — démontrent que, si dans la cure des anévrysmes, internes ou externes, on doit se préoccuper du *contenu*, c'est-à-dire du sang à coaguler, il faut encore ne pas se désintéresser du *contenant*, c'est-à-dire de la poche elle-même dont la distension suit assez exactement les progrès de la tension artérielle. C'est elle que la thérapeutique doit constamment viser, si l'on veut que les injections sous-cutanées coagulantes et les autres méthodes curatives aient leur plein effet.

Pour obtenir ce résultat, il n'y a pas lieu de revenir à la pratique de Valsalva qui s'appuyait sur une erreur physiologique, parce qu'il ne savait pas avec quelle rapidité la masse sanguine se reproduit, même après des saignées copieuses et répétées, parce qu'il ignorait que ces énormes soustractions sanguines diminuent d'autant le pouvoir coagulant du sang. Mais, dans certains cas, quelques saignées répétées peuvent certes contribuer, dans une faible mesure sans doute, à abaisser la tension artérielle[1].

Alors, quelques auteurs, anciens ou modernes, ont cru résoudre le problème en instituant une *diète* sévère, basée principalement sur la quantité des aliments ou des boissons. C'était là une illusion thérapeutique.

Ce qui importe, nous le répétons, c'est moins la *quantité*, que la *qualité* des boissons ou des aliments. L'abondance des boissons est moins à considérer que leur action diurétique, et les anévrysmatiques se trouvent bien, au contraire, d'un régime lacté absolu (3 litres à 3 litres 1/2 par jour) ou d'un régime lacté mitigé. Ce qu'il faut proscrire absolument dans leur nourriture quotidienne, ce sont les substances riches en toxines alimentaires, douées, comme nos recherches nous l'ont démontré depuis plus de dix ans, d'une *puissante action vaso-constrictive*. De là, un accroissement plus ou moins considérable de la tension artérielle, de là cette dyspnée toxi-alimentaire, ces accès de pâleur des téguments, cet état *pseudo-anémique* que l'on fait si bien et si rapidement disparaître en quelques jours par le régime lacté absolu. Sans

---

[1] GUATTANI, (1707-1774) recommandait le repos, les saignées répétées, une « nourriture légère et facile à cuire » (*Tenues cibos coctuque faciles*).

doute, la diète lactée n'est pas inconnue dans le traitement des anévrysmes ; mais, ce qui l'est moins, c'est l'influence aggravante des aliments riches en toxines vaso-constrictives.

En conséquence, s'impose la diète carnée qui est, à proprement parler, la *diète des toxines alimentaires*, et il y a lieu de proscrire : bouillons et potages gras, viandes de toute sorte et surtout viandes faisandées et peu cuites, jus de viande, poisson, gibier, mets épicés, fromages faits.

Les anévrysmatiques doivent être soumis, suivant les cas, soit au régime lacté exclusif, soit au régime lacté mitigé ou lacto-végétarien (deux litres de lait par jour, tous les légumes, fruits, jamais de viande). Le thé, le café, les liqueurs, les bières fortes, le vin en excès, le tabac, sont naturellement défendus.

Les *iodures* et les médicaments vaso-dilatateurs et hypotenseurs (*trinitrine* aux doses progressives de 6 à 12 gouttes de la solution au centième ; *tétranitrate d'érythrol* ou *tétranitrol* à la dose d'un à trois centigrammes) peuvent être utiles, mais jamais autant que le régime alimentaire. Par lui seul et sans aucun médicament, j'ai pu ainsi conserver à la vie, pendant plus de six années, un malade atteint d'un gros anévrysme menacé de rupture, heureusement évitée en maintenant constamment la tension artérielle au-dessous du chiffre normal. Bien d'autres exemples du même genre pourraient être cités. Cela je l'ai déjà dit au sujet de la méthode débilitante de Valsalva, et je le répète encore, parce qu'on ne saurait trop y insister.

Après le *repos*, le *régime alimentaire*, le *traitement ioduré*, les *médicaments hypotenseurs*, on pourra songer à d'autres médications : d'abord, aux injections sous-cutanées gélatineuses, à la galvano-puncture dans les cas rebelles et graves, en dernier lieu à la double ligature de la sous-clavière et de la carotide droites, lorsque l'anévrysme occupe un siège déterminé. Mais jamais, que l'on ait recours ou non à l'action chirurgicale, les principes d'hygiène alimentaire ne doivent être abandonnés un seul instant, parce que cette hygiène reste toujours une médication à la fois adjuvante et très efficace. Par là, on répond à la double indication thérapeutique qui commande de s'adresser, non pas seulement au *contenu*, mais aussi et surtout au *contenant* des anévrysmes. Nous arrivons donc à cette conclusion importante :

Dans les cardiopathies artérielles, dans le plus grand nombre des maladies artérielles, dans beaucoup d'affections valvulaires, dans tous les anévrysmes, la base du traitement est le régime alimentaire.

ÉVREUX, IMPRIMERIE DE CHARLES HÉRISSEY

9 782019 226640